PflegeManagement kompakt

Der Herausgeber

Dr. Christian Loffing, Dipl.-Psychologe, Dipl.-Betriebsökonom, zertifizierter Coach, Trainer und Berater, Fachbuchautor, Lehrbeauftragter der Steinbeis-Universität Berlin, Vorstandsmitglied der Georg-Gottlob-Stiftung in Essen und Leiter des bundesweiten Berater-Netzwerks karrierepflege.de

Die Autorin

Petra Keitel, Krankenschwester, Qualitätsmanagerin und Auditorin für soziale Dienstleistungen, ist als Dozentin und Autorin in den Bereichen Qualitätsmanagement und Pflegemanagement tätig.

Petra Keitel

Handlungsorientierte Pflegedokumentation

Wissen, worauf es ankommt

Verlag W. Kohlhammer

1. Auflage 2007

Umschlag: Gestaltungskonzept Peter Horlacher
Bearbeitung: Dr. Christian Loffing
Satz: Elstersatz, Stefan Hergenröder, Wildflecken
Druck und Bindung:
W. Kohlhammer Druckerei GmbH + Co. KG, Stuttgart
Printed in Germany

ISBN: 978-3-17-019302-4

Geleitwort

Auch in der Pflege ist es mittlerweile bedeutend, einen »Body of Knowledge« zu haben – also theoretisches Wissen, welches die Qualität der Praxis optimiert und so die Professionalität der Pflege vorantreibt.

Die Einhaltung und Ersichtlichkeit des Pflegeprozesses ist ein Indikator für die Pflegequalität. Zur Vermeidung uneinheitlicher Pflegeberichte können interne Regelungen zur Gestaltung in Kombination mit den generellen Anforderungen zu einer professionelleren Pflegedokumentation und -planung sowie zu einer gemeinschaftlichen Fachsprache führen.

Pflegedokumentation ist wichtig: Die Bedeutung der Pflegeberichte als Dokumentations-, Informations-, Kontroll- und Dispositionsinstrument soll wenig qualifizierte Bemerkungen aus der Praxis in Zukunft verstummen lassen.

In der Praxis sollte das Dokumentieren nach jedem wichtigen Arbeitsschritt zur Selbstverständlichkeit werden. Die Dokumentation hat ihren Wert in der Sicherstellung der nächsten Arbeitsschritte bzw. in der Kooperation bei der Versorgung von Patienten und Pflegebedürftigen.

Doch was man nie vergessen darf: Ganzheitliche Pflege ist natürlich wesentlich mehr als ein ausgefülltes Dokumentationsformular – dennoch dürfen keine wesentlichen Informationen verloren gehen. Denn wo Informationen fehlen, entstehen Missverständnisse!

http://www.imags.de

Prof. Dr. Peter Dohm
Direktor des IMaGS

Vorwort des Herausgebers

Lieber Leser,

mit der Reihe PflegeManagement kompakt haben wir ein Medium geschaffen, das Studenten, Weiterbildungsteilnehmern, Beratern und erfahrenen Praktikern gleichermaßen kurze und prägnante sowie wissenschaftlich fundierte und praxisnahe Informationen rund um die Themen Organisation und Unternehmensführung, Personal, Marketing und Strategie, Qualitätsmanagement sowie Finanzen liefert.

Der Ihnen vorliegende Titel »Grundlagen der Pflegedokumentation« behandelt das von Seiten des MDK im Rahmen von Qualitätsprüfungen am häufigsten aufgezeigte Defizit. Fehler in der Pflegedokumentation müssen jedoch nicht sein. Wer einmal verstanden hat, wozu dieses Instrument dient und die Dokumentation trainiert hat, wird auch diese Aufgabe erfolgreich bewältigen können, vorausgesetzt, er will dies auch.

Beim Lesen des Buchs wünsche ich Ihnen viel Spaß und hoffe, dass Sie einige Impulse in Sachen Pflegedokumentation für sich selbst und in Zusammenarbeit mit Ihren Mitarbeitern gewinnen können.

Dr. Christian Loffing

Der Transfer der Inhalte in die Praxis erfolgt primär unter Berücksichtigung der folgenden drei Unternehmen:

a) Ambulante Hauskrankenpflege ProCura GbR
   - ein ambulanter Pflegedienst
b) Seniorenresidenz Sonnenstift gGmbH
   - ein Seniorenheim
c) St. Johannes Krankenhaus GmbH
   - ein Krankenhaus

Inhaltsverzeichnis

Kapitel 1: Prozessorientierte Pflegedokumentation

Die Pflegedokumentation – ein Dauerbrenner mit endlos langem Bart. Kaum einer mag mehr etwas dazu hören oder darüber lesen. Und dennoch, sie hat nach wie vor nicht an Bedeutung verloren, und die Umsetzung in die Praxis bereitet vielen Mitarbeitern immer noch große Probleme. Die MDK-Prüfberichte zeugen noch immer von vielen Defiziten in der Pflegedokumentation.

Lernziele Kapitel 1

Eine Pflegedokumentation ohne die Berücksichtigung des Pflegeprozesses ist nicht möglich. Professionelle Pflege ohne ein entsprechendes Dokumentationssystem ist gar nicht denkbar. Der Erfolg einer gut geführten Dokumentationsmappe hängt vom Wissensstand der Mitarbeiter ab. Folgende Ziele werden in diesem Kapitel erreicht:

Mitarbeiter

- wissen um die Notwendigkeit des Dokumentierens,
- kennen die Schritte des Pflegeprozesses,
- können den Pflegeprozess erklären,
- kennen den Zusammenhang zwischen Pflegeprozessarbeit und Pflegedokumentation,
- kennen die notwendigen Pflegedokumentationsformulare und können sie gezielt einsetzen.

Input-Check – Wesentliche Inhalte

Die Notwendigkeit des Dokumentierens wird inzwischen von keinem mehr in Zweifel gezogen. WIE dokumentiert werden muss, bleibt jedoch auch nach Jahren immer noch relativ unklar. Das liegt zum einen daran, dass Begriffe wie Pflegediagnosen, Pflegemodell, Maßnahmenprozessplanung usw. nicht oder nur unzureichend bekannt sind. Zum anderen liegt es aber auch daran, dass vielen Mitarbeitern das Formulieren große Probleme bereitet. Die Bedeutung der Pflegedokumentation ist vielen Mitarbeitern nicht bekannt. Dies soll sich mit Hilfe dieses ersten Kapitels ändern.

1.1 Bedeutung der Pflegedokumentation

Wenn man in Pflegeeinrichtungen danach fragt, wozu denn eine Pflegedokumentation dient, bekommt man meistens folgende Antworten: »Wüsste ich auch mal gerne«. »Für den MDK«. »Damit wir abgesichert sind«. Kaum ein Mitarbeiter versteht die Pflegedokumentation als eine sinnvolle Planungs- und Orientierungshilfe oder als ein Instrument der Informationsweitergabe und indirekten Verständigung. Vielmehr wird das Dokumentieren als lästig und zeitraubend empfunden. Oft weiß die Pflegeperson sowieso nicht mehr, was sie schon wieder schreiben soll. Es fehlt der routinierte Umgang mit den Formulierungen. Es herrscht Unkenntnis darüber, wie man den Pflegeprozess denn nun eigentlich beschreiben soll und was um Himmels Willen alles dazu gehört. »Ständig kommen neue Dokumentationsformulare hinzu.«, »Das bedeutet noch mehr Schreibkram und noch weniger Zeit für die Pflegebedürftigen.« So oder ähnlich empfinden das viele Mitarbeiter, und mitunter ist es auch nicht ganz von der Hand zu weisen. Nicht umsonst spricht man bereits wieder von einer Entbürokratisierung der Pflegedokumentation.

Doch hinter der Dokumentation verbirgt sich eine nützliche Arbeitshilfe im Pflegealltag. Wenn man erst einmal Sinn und Zweck der Pflegedokumentation und den Zusammenhang mit der Anwendung des Pflegeprozesses verstanden und verinnerlicht hat, dann ist das Schreiben gar nicht mehr so schwierig.

Reminder!

Die Pflegedokumentation dient der

- Information und Transparenz,
- Aufbereitung des Pflegeprozesses,
- Beurteilung der Pflegequalität,
- korrekten Einstufung,
- Qualitätssicherung,
- Erfüllung gesetzlicher Vorschriften,
- rechtlichen Absicherung,
- Leistungsabrechnung mit den Kostenträgern,
- Sicherung der Arbeitsplätze.

Wir ermitteln und verwerten im Berufsalltag unzählige, pflegebezogene Informationen und Fakten. Die meisten dieser Daten müssen systematisch zugeordnet und schriftlich fixiert werden. Ein geeignetes Arbeitsinstrument zur Erfassung der Datenmengen stellt die Pflegedokumentation dar. Sie gilt nicht nur als ein elementares Vorgaben- und Nachweisdokument, sondern auch als ein wichtiges, wenn nicht sogar als **das** wichtigste Kommunikationsmittel in der Pflege. Alle pflegerelevanten und organisatorischen Informationen gehören hinein. Zuständig und verantwortlich für das Führen dieser Fachdokumentation sind alle Pflegemitarbeiter: Pflegefachkräfte ebenso wie Pflegeassistenten oder die zum Team gehörenden Arzthelferinnen. Die formale Aufsicht obliegt in der Regel der Pflegedienstleitung.

Vorteile einer gut geführten Dokumentation:

- Jede an der Pflege beteiligte Person hat jederzeit Zugriff auf Informationen.
- Sie erleichtert und vereinfacht die tägliche Arbeit.
- Die Pflegenden sprechen eine Sprache.
- Pflegequalität wird messbar.

Pflege zu dokumentieren bedeutet, dass der Versorgungsverlauf kontinuierlich und systematisch beschrieben wird und der aktuelle Zustand des Patienten/Bewohners erkennbar ist. Dazu bedarf es der Einbeziehung des Pflegeprozesses: Individuelle Wünsche und Bedürfnisse werden ermittelt, Probleme werden dargestellt, Pflege wird gezielt geplant und durchgeführt, und am Ende wird die Pflegeplanung regelmäßig auf ihre Aktualität hin kontrolliert. In Verbindung mit pflegefachlicher Kompetenz und Berücksichtigung der aktuellen pflegewissenschaftlichen Erkenntnisse gewinnt die prozessgeprägte Pflegedokumentation somit beachtlich an Qualität und Transparenz.

Eine detaillierte Verschriftlichung von Ereignissen und Umständen schafft die nötige Grundlage für die Einstufungsverfahren durch den MDK. Erschwernisfaktoren wie: Erhöhter Zeitaufwand, grundpflegerische Versorgung durch eine weitere hinzuzuziehende Person und erschwerte Pflege durch Übergewicht des Patienten/Bewohners bedürfen der schriftlichen Fixierung, wenn eine angemessene Einstufung erfolgen soll.

Nicht eingetragene Dienstleistungen sind nicht erbrachte Dienstleistungen. Denn fehlende Eintragungen in der Pflegedokumentation, ob nun im Pflegebericht oder im Leistungsnachweis, haben immer Auswirkungen auf die Abrechnung mit dem Kostenträger oder auf die Beweissicherung im zivil- oder strafrechtlichen Verfahren. Am Ende kann beides Einfluss auf die Arbeitsplatzsicherheit des Mitarbeiters in der jeweiligen Einrichtung haben.

Die Pflegedokumentation nimmt einen hohen Stellenwert bei den Qualitätsprüfungen ein. Mit in Kraft treten der Qualitätsprüfungs-Richtlinie (QPR) vom 10. November 2005 und der dazugehörigen MDK-Anleitung zur Prüfung der Qualität nach den §§ 112, 114 SGB XI in der ambulanten und stationären Pflege wird die Dokumentation des Pflegeprozesses besonders intensiv geprüft. Auch im Bereich der Behandlungspflege wird die Qualitätskontrolle der einzelnen Dokumente verstärktes Interesse finden. Das Arbeiten nach aktuellem Wissen rückt in den Vordergrund. Bei all den Anforderungen ist es wichtig, dass kurz und präzise dokumentiert wird, aber dennoch detailliert und handlungsweisend.

Um dieses Ziel zu erreichen, muss jeder einzelne Mitarbeiter effektiv und effizient vorbereitet werden. Entwicklungspotenziale müssen ermittelt sowie ausführliche und intensive Schulungen zur pflegeprozesshaften Dokumentation angeboten werden.

Quick-Tipp!

Dokumentieren will gelernt sein:

- Dokumentieren Sie so, dass alle es verstehen können.
- Überlegen Sie, welche Informationen insbesondere Ihre Kollegen benötigen, um die Pflege fortzusetzen.
- Bedenken Sie, dass Sie nicht nur für Ihre Kollegen und Vorgesetzten dokumentieren, sondern auch für die Pflegebedürftigen, Ärzte, Sachverständigen und für das Prüfteam.

1.2 Die vier Phasen des Pflegeprozesses laut Kuratorium Deutsche Altershilfe (KDA)

Im Auftrag des Bundesministeriums für Gesundheit und Soziale Sicherung (BMGS) erarbeitete das Kuratorium Deutsche Altershilfe (KDA) im Rahmen eines Modellprogramms zur Verbesserung der Versorgung Pflegebedürftiger Ende 2004 den Pflegeprozess anhand von vier Schritten. Pflege wird hier als ein kontinuierlicher Problemlösungsprozess bezeichnet, der jede neue Anforderung und Veränderung seitens des zu Versorgenden an die neue Entwicklung anpasst.

Mit dem Vier-Phasen-Modell des KDA wird deutlich, dass sich nicht nur die Sprache in der Pflege verändert hat, sondern auch die Stellung der Pflege. Durch das Arbeiten zum Beispiel nach den nationalen Expertenstandards oder die Anwendung von Assessmentverfahren (vgl. Kap. 4.1) ist sie wissenschaftlicher und exakter geworden. Durch die Vernetzung aller involvierten Personen und Bereiche erfährt Pflege ein neues, systematisches und zügiges Hand-in-Hand-Arbeiten. Durch die Qualitätsentwicklung wird die Pflege aufgewertet und bereichert. Die Anwendung von Pflegediagnosen (vgl. Kap. 1.4) unterstützt den einheitlichen Sprachgebrauch.

Die vier Phasen des Pflegeprozesses laut KDA:

1. Phase: Potenzialerkennung und Pflegediagnostik

Um Pflege zu gestalten, benötigen wir Informationen. Um den Erfolg einer Pflegebeziehung steuern zu können, bedarf es der Feststellung vorhandener Selbstversorgungsdefizite, Selbstpflegekompetenzen, Wünsche, Gewohnheiten und Bedürfnisse. Potenziale der Patienten/Bewohner müssen erkannt und möglichst mit den Bezugspersonen zusammen ermittelt werden.

Mit der Benennung von Pflegediagnosen dokumentiert man die pflegefachliche Beurteilung.

2. Phase: Planung

Hier wird deutlich, wie wichtig die Qualität der gesammelten Informationen ist. Nur durch die korrekte Ermittlung der Potenziale und Defizite lässt sich die Pflege planen und aufbauen. Wenn pflegerische Maßnahmen (Interventionen) geplant werden, müssen auch die Ziele klar formuliert sein. Die Beschreibung der Pflegeintervention erfolgt in einer Art und Weise, die es jedem Pflegenden ermöglicht, Pflege durchzuführen.

3. Phase: Durchführung

Bei der Durchführung ist zu beachten, dass die Pflegeintervention immer auf neuesten, pflegefachlichen Erkenntnissen basiert, wie zum Beispiel durch die Anwendung der Expertenstandards oder des Bewegungsplans.

4. Phase: Evaluation

Die Auswertung der Pflege dient der Überprüfung und Pflegequalitätsentwicklung. Es gilt festzustellen, ob die festgelegten Pflegeziele unter den benannten Interventionen auch erreicht werden konnten. Sollte dies nicht der Fall sein, werden die Phasen des Pflegeprozesses erneut durchlaufen.

Auch in diesem Modell obliegt der Pflegedienstleitung die Steuerung des Pflegeprozesses. Sie trägt die Fachaufsicht und steht unterstützend, beratend und motivierend zur Verfügung.

In der Dokumentation werden alle Phasen des Pflegeprozesses behandelt. Sie ist handlungsweisend und spiegelt die Professionalität der Mitwirkenden wider.

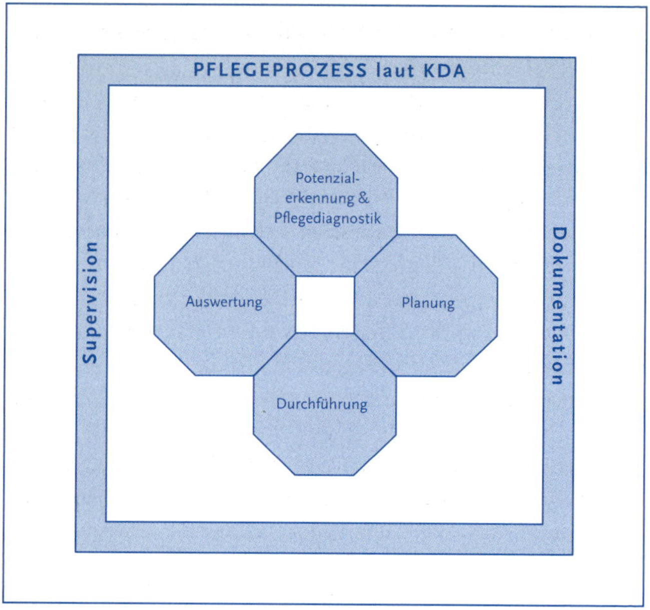

Abb. 1: Pflegeprozess laut Kuratorium Deutsche Altershilfe

1.3 Der Pflegeprozess nach Fiechter & Meier in der Praxis

> **Definition**
> »Die systematische, an den ganzheitlichen Bedürfnissen des Menschen orientierte und laufend angepasste Pflege wird als der Pflegeprozess bezeichnet.« (Seel, 1997, S. 13).

Ausgehend davon, dass sich in der Versorgung kranker und alter Menschen stets etwas verändert, müssen die Lösungen auch immer wieder der neuen Pflegesituation angepasst werden. Verändert sich etwas im (Pflege-)Alltag der zu Versorgenden, verändert sich auch die pflegerische Tätigkeit.

Es bedarf also einer kontinuierlichen und gezielten Abfolge von Überlegungen und Umsetzungsmaßnahmen durch die Pflegeperson. Aufgabe des Pflegepersonals ist es, die pflegerischen, medizinischen und sozialen Bedürfnisse des Patienten zu erkennen, schriftlich festzuhalten und die Pflege zu steuern. Pflege wird hier als ein Entwicklungsprozess verstanden, der bei jedem Patienten/Bewohner anders verläuft und individuell zu begleiten ist. Sie wird geplant, ist allen Mitarbeitern im Team bekannt und wird laufend auf Effektivität überprüft.

Die Beschreibung des Pflegeprozesses ist eine »anerkannte fachliche Methode zur systematischen Darstellung professioneller Pflege« (Medizinischer Dienst der Spitzenverbände der Krankenkassen – MDS, 2005, S. 10) und ist damit ein wichtiges Qualitätsinstrument.

Im deutschsprachigen Raum hat sich das Modell von Fiechter & Meier (1988, MDS, 2005, S. 13) durchgesetzt. Es basiert auf:

- Informationssammlung,
- Erkennen von Problemen und Ressourcen,
- Pflegeziele festlegen,
- Pflege planen,
- Durchführung der Maßnahmen,
- Evaluation.

Auch nach mehr als 20 Jahren fällt es vielen Pflegekräften immer noch schwer, den Pflegeprozess als solches zu benennen und »ihre« Patienten/Bewohner in diesem Rahmen zu begleiten. Laut MDS sind das mangelnde Verständnis und die unzureichende Dokumentation immer noch die häufigsten Qualitätsmängel bei den SGB XI-Qualitätsprüfungen. Vielleicht liegt es daran, dass Pflegende zumeist nur im Ausfüllen der Pflegedokumentation geschult werden. Die Schlüsselrolle, die der Pflegeprozess einnimmt, wird zumeist nicht vermittelt. Es fehlt das Verständnis für das pflegerische Handeln im Zusammenhang mit Analyse und Intervention.

> **Quick-Tipp!**
> Analysieren Sie gemeinsam mit Ihren Mitarbeitern, wo genau »der Schuh drückt«. Suchen Sie sich für Ihre Einrichtung einen Experten für diesen Bereich und organisieren Sie gemeinsam eine Fortbildung. Es wirkt oft Wunder, wenn jemand von außerhalb beauftragt wird.

Die Pflegedokumentation orientiert sich stets am Pflegeprozess. Zur Verlaufsdarstellung der Pflege bedient man sich der systematisch gegliederten sechs Schritte des Pflegeprozesses.

1.3.1 Informationssammlung

Die Informationssammlung erfolgt im Erstgespräch und wird auf dem Stammblatt/Aufnahmebogen der jeweiligen Einrichtung festgehalten, um

- die Pflegebedürftigkeit und den Pflegebedarf zu erfassen,
- Beobachtungen beim Patienten/Bewohner zu erfassen,
- die Familiensituation und weitere involvierte Personen zu erfassen,
- die Erwartungen an die Pflege zu erfahren.

Zusätzlich muss der Kontakt zum Hausarzt und zu den Angehörigen erfolgen, um alle relevanten Daten zu erhalten.

1.3.2 Erkennen von Problemen und Ressourcen

Im Grunde genommen handelt es sich beim Erkennen von Ressourcen und Problemen um eine erweiterte Informationssammlung. Die Frage lautet: Welche Fähigkeiten besitzt der Patient/Bewohner noch, und welche Problematik ergibt sich? Beides muss erkannt werden, damit Ressourcen gezielt gefördert und Probleme verringert oder, besser noch, behoben werden können.

Wichtige Anhaltspunkte zur Erfassung der Ressourcen und Probleme stellen die so genannten **ATL-Modelle** oder das **AEDL-Modell** dar. Die Aktivitäten des täglichen Lebens (ATL) bzw. Aktivitäten und existentielle Erfahrungen des Lebens (AEDL) sprechen alle pflegerelevanten Bedürfnisse, Defizite und Fähigkeiten des Patienten an. Die Pflegemodelle sind für die ambulanten und stationären Einrichtungen eine allgemeine Grundlage geworden, um Probleme und Ressourcen des Pflegebedürftigen zu erfassen.

> **Definition Pflegemodell**
> Vereinfachte und anschauliche Darstellung von Bedürfnissen, Lebensaktivitäten und Gewohnheiten.

Was genau sind Ressourcen?

- Ressourcen sind vorhandene Fähigkeiten, die für die Lösung einzelner Pflegeprobleme von Bedeutung sein können.
- Ressourcen sind die Hilfsquellen der Pflegebedürftigen.
- Ressourcen sind die Grundlage zur Umsetzung aktivierender Pflege.

Tab. 1: Formulierungsbeispiele für Ressourcen

Beispiele für Ressourcen im Bereich MOTIVATION
Bereitschaft, professionelle Unterstützung anzunehmen.
Akzeptanz der momentanen Einschränkungen.
Bereitschaft, sich an der Bewältigung der Einschränkungen zu beteiligen.
Lernbereitschaft.
Beispiele für Ressourcen in den Bereichen FÄHIGKEITEN, MÖGLICHKEITEN, KÖNNEN, WISSEN
Pat. kann das rechte Bein aufstellen.
Pat. kennt die Ursachen der Gangunsicherheit.
Pat. kennt die Bedeutung der Atemübungen.
Beispiele für Ressourcen in den Bereichen HOBBYS, VORLIEBEN
Pat. isst gerne Apfelmus.
Pat. liest gerne die Tageszeitung.
Beispiele für Ressourcen im Bereich ANGEHÖRIGE
Ehemann regelt die Einkäufe.
Nachbarin kommt jeden 2. Tag und kocht.

Wann haben wir ein Pflegeproblem?

- Ein Pflegeproblem besteht, wenn Beeinträchtigungen die Selbstständigkeit der Patienten/Bewohner einschränken und von ihnen nicht eigenständig kompensiert werden können.

- Pflegeprobleme können einen oder mehrere Lebensbereiche (ATL oder AEDL) betreffen.
- Die Pflegeplanung kann nur Probleme aufgreifen, die primär auch durch Pflege angegangen werden können.
- Pflege kompensiert diese Defizite in Form von Anleitung, Unterstützung oder Übernahme der Tätigkeit.

Quick-Tipp!
Bei der Formulierung von Pflegeproblemen sollten Sie folgende Fragen berücksichtigen.

- Welches Problem hat der Betroffene?
- Warum hat er dieses Problem?
- Welche Symptome ergeben sich daraus?

Tab. 2: Beispiele für Problemformulierungen: AEDL »essen und trinken« und »ruhen und schlafen«

Beispiel für die Problemformulierung: AEDL »essen und trinken«
Fr. Müller kann sich auf Grund ihrer Hemiparese links ihre Mahlzeiten nicht selbstständig zubereiten.
Beispiel für die Problemformulierung: AEDL »ruhen und schlafen«
Schlaf ist wegen zunehmender Schmerzen im linken Bein gestört.

Quick-Tipp!
Die Pflegeproblembeschreibung sollte sich an den entsprechenden Prioritäten orientieren, also an der Wichtigkeit eines Problems, da sonst die eher »unwichtigen« Probleme in den Vordergrund rücken.

1.3.3 Festlegung der Pflegeziele

Das Pflegeziel ist das Ergebnis, welches der Betroffene, das Pflegeteam und die Angehörigen in einem festgelegten Zeitraum erreichen wollen. Die Pflegeziele sind Bestandteil der später festzulegenden Pflegeplanung. Pflegeziele müssen einen Bezug zum Pflegeproblem haben, und sie müssen logisch miteinander verknüpft sein. Ein Pflegeziel ist gut formuliert, wenn das Pflegeproblem dadurch gelöst werden konnte.

Pflegeziele beschreiben, welche Fortschritte und Eigenständigkeiten erreicht werden sollen (Pflegeerfolg). Sie geben die Richtung der Pflegeintervention an und sind ein Kriterium, welches die Pflegemaßnahme hinsichtlich ihrer Wirksamkeit überprüft. Pflegeziele zeigen Veränderungen bezüglich der Ausgangssituation und dem Endresultat auf (was wurde verbessert und erreicht?).

Reminder!
Pflegeziele gliedern sich auf in: Inhalt, Ausmaß und zeitlichen Bezug.

Bei der Formulierung von Pflegezielen sollte beachtet werden, dass sie positiv und überprüfbar formuliert sind sowie ein Zeitraster enthalten.

Tab. 3: Beispiele für die Formulierung von Pflegezielen

Bereich	Formulierungshilfen für Pflegeziele
Zustand des Pat./Bew.	Der Pat./Bew. erfährt Schmerzlinderung.

Bereich	Formulierungshilfen für Pflegeziele
Können des Pat./Bew.	Kann sich das Gesicht innerhalb der nächsten zwei Wochen selbst waschen.
Wissen des Pat./Bew.	Kennt die Anzeichen einer Hypoglykämie und weiß, was dann zu tun ist.
Messbare Befunde	Der Pat./Bew. trinkt täglich 1500 ml.

Quick-Tipp!

- Arbeiten Sie primär mit Nahzielen. Die Festlegung von Nahzielen gelingt leichter, und sie lassen sich besser überprüfen.
- Fernziele bereiten deutlich mehr Probleme bei der Festlegung und sind oftmals schwerer zu beurteilen. Sie werden auch immer seltener beschrieben.
- Erhaltungsziele werden insbesondere in der Altenpflege oft angewandt. Die Erhaltung des IST-Zustandes ist manchmal schon ein großer Erfolg.

1.3.4 Pflege planen

Durch die Pflegeplanung erhält der Betroffene die Möglichkeit, seine vorhandenen Fähigkeiten aktiv zu trainieren und zu fördern.

Mit der strukturierten Planung der Pflege kann Problemen gezielt entgegen gewirkt werden, weitere Gefährdungen vermieden und der Genesungsprozess forciert werden.

Beim Pflegeplan muss folgendes beachtet werden:

- Wer macht was, wann, wie, womit und wie oft?

- Die Beschreibung erfolgt so, dass andere Kollegen die Pflege problemlos übernehmen können.
- Prophylaxen müssen mit einbezogen werden.
- Pflegestandards sollten mit einbezogen werden.

Reminder!
Der Pflegeplan orientiert sich an den Problemen und Ressourcen des Patienten/Bewohners.
Die festgelegten Interventionen entsprechen einer Arbeitsanweisung und sind absolut verbindlich.

Pflege planen mit Standards
Sofern in der Einrichtung bewusst mit Pflegestandards gearbeitet wird, ist eine detaillierte Auflistung der einzelnen Maßnahmen nicht mehr nötig. Es reicht dann der Hinweis auf den entsprechenden Standard. Sollte es Abweichungen vom Pflegestandard geben, muss dies natürlich im Pflegebericht vermerkt werden.

Tab. 4: Beispiele für die Formulierung von Pflegemaßnahmen

Bereich	Formulierungshilfen für Maßnahmen
AEDL: »sich bewegen«	2 x tägliche Anleitung und Beratung im Umgang mit dem Rollator und Durchführung von Mobilisation nach Standard XXX durch die Pflegefachkraft (PFK)
AEDL: »ausscheiden«	2 x täglich volle Übernahme der Inkontinenzversorgung mit Produkt XXX bei gleichzeitiger Intimpflege nach Standard XXX durch die Bezugsperson

> **Quick-Tipp!**
> Mit der konkreten Benennung des Hilfebedarfs bei der Formulierung der Pflegemaßnahmen schaffen Sie die Grundlage für ein optimales Einstufungsverfahren. Empfehlenswert ist die Orientierung anhand der Begutachtungskriterien:
> - A = Anleitung
> - B = Beaufsichtigung
> - U = Unterstützung/bedingt selbstständig
> - tÜ = teilweise Übernahme/teilweise unselbstständig
> - vÜ = volle Übernahme/unselbstständig

Bei der Erstellung der Pflegeplanung sollten die Erschwernisfaktoren unbedingt einbezogen werden. Die folgende Tabelle gibt Aufschluss über die anerkannten Erschwernisfaktoren (vgl. Tab. 5).

Tab. 5: Erschwernisfaktoren

Erschwernisfaktoren
Körpergewicht über 80 kg,
Abwehrverhalten mit Behinderung der Übernahme (z. B. psychische Erkrankungen),
Kontrakturen/Fehlstellungen der Extremitäten,
stark eingeschränkte Sinneswahrnehmung (hören, sehen),
hochgradige Spastik,
starke therapieresistente Schmerzen,
Hemiplegien oder Paraparesen,

Erschwernisfaktoren
eingeschränkte Belastbarkeit infolge schwerer Herzerkrankung,
Einschießende, unkontrollierte Bewegungen,
zeitaufwendiger Hilfsmitteleinsatz (z. B. Deckenlifter).

1.3.5 Durchführung der Intervention unter Anwendung der SMART-Regel

Die Durchführung von Maßnahmen erfolgt immer unter Berücksichtigung der Kundenwünsche und setzt das Einverständnis der durchzuführenden Tätigkeit voraus.

Da die Pflegeplanung Dienstanweisungscharakter hat, werden die Interventionen entsprechend dem Pflegeplan ausgeführt. Sollte sich bei der Durchführung einer Maßnahme eine neue, längerfristige Situation ergeben, wird diese dann in die Planung aufgenommen. Abweichungen oder die Nichtdurchführung von Maßnahmen müssen im Pflegebericht dokumentiert werden. Es muss auch beachtet werden, welche Qualifikation die Pflegeperson zur Ausführung der pflegerischen Tätigkeit benötigt.

Quick-Tipp!
Pflegeziele und Pflegeinterventionen sollten möglichst nach der SMART-Regel formuliert werden:
S = Spezifisch, konkret und eindeutig
M = Messbar
A = Ausführbar

R = Relevant
T = Terminiert

Mit dieser systematischen Vorgehensweise wird sichergestellt, dass bei der Erstellung einer Pflegeplanung keine Fragen offen bleiben.

1.3.6 Evaluation

Hier werden alle Maßnahmen und Ziele auf ihren Erfolg oder Misserfolg hin kontrolliert. Die Evaluation wird benötigt, um zu erfahren, ob

- das Ziel vollständig oder teilweise erreicht ist,
- die Ziele realistisch formuliert worden sind,
- Veränderungen bei den Bedürfnissen, Gewohnheiten, Ressourcen und Problemen aufgetreten sind,
- die Pflege Wirkung gezeigt hat.

Ist das Ziel nur teilweise oder gar nicht erreicht, muss der Pflegeplan neu entwickelt oder angepasst werden. Der Pflegeprozess beginnt dann von neuem!

Reminder!
Die Evaluation benötigen wir des Weiteren, um die Leistungsfähigkeit innerhalb und außerhalb der Einrichtung transparent zu machen, aber auch, um die Pflegequalität zu sichern.

Vorgehensweise bei der Beurteilung der Pflege
Bei der Erstellung der Pflegeplanung wird immer ein Kontrolldatum festgelegt, damit die aufgestellten Pflegeziele zum ange-

gebenen Zeitpunkt überprüft werden können. Im Pflegebericht oder Evaluationsbericht werden dann Verlauf, Wirkung der Pflegemaßnahme in Bezug auf die Pflegeziele und das Befinden des Pflegebedürftigen festgehalten.

Den Zeitpunkt der Evaluation legt die Einrichtung selber fest. Laut MDK soll dies in regelmäßigen Zeitabständen stattfinden. Der Begriff »regelmäßig« wird von der Einrichtung selbst definiert. Dabei sind nicht nur die Daten der Pflegeplanung relevant, sondern auch die Veränderungen des Pflegebedürftigen und die im Pflegedokumentationsstandard angegebenen Zeitintervalle.

Praxis-Check – Was versteht man unter Pflegeprozessarbeit?

In der Seniorenresidenz Sonnenschein gGmbH hat Marita Klee als neue Wohnbereichsleitung ihre Tätigkeit aufgenommen. Bei den täglichen Übergaben stellte sie viele pflegeprozessorientierte Fragen. Die Mitarbeiter, insbesondere die Pflegeassistenten, fühlten sich damit zunächst überfordert und wussten mit den »neuen« Begrifflichkeiten kaum etwas anzufangen. Sie fühlten sich in ihrer Kompetenz angegriffen, und nicht alle waren offen für Veränderungen, die in anderen Einrichtungen schon seit Jahren selbstverständlich waren. Das führte zu Missverständnissen, und die Meinungen übereinander gerieten nach kurzer Zeit bereits ins Negative.

Hier war zügiges Handeln erforderlich, zum einem, weil die Stimmung gänzlich zu kippen drohte, und zum anderen, weil erhebliche Fachdefizite bei den Mitarbeitern vorhanden waren. Die neue Wohnbereichsleitung besprach sich also mit ihren Vorgesetzten, und im Anschluss wurden den Mitarbeitern verschiedene Angebote offeriert. Diese reichten von in- und externen Fortbildungen über die Anschaffung von Fachzeitschriften bis hin zu Einzelschulungsmaßnahmen. Die Mitarbeiter des Hauses entschlossen sich für die hausinternen Fortbildungen durch externe Dozenten. Themen sollten sein: Pflegeprozessarbeit und Pflegedokumentation. Ein Erfolg war nicht sofort erkennbar, aber durch die intensive Anleitung und Begleitung der neuen Wohnbereichsleitung konnte langfristig eine Verbesserung verzeichnet werden.

1.4 Pflegediagnosen und PESR

Pflegediagnosen beschreiben die Auswirkungen von Erkrankungen auf die Betroffenen. Ihre Entwicklung begann bereits vor mehr als 20 Jahren in den USA und wird seither ständig ergänzt und weiterentwickelt. Ziel von Pflegediagnosen ist die präzisere Beschreibung von Selbstpflegedefiziten und eine verbesserte Darstellung des Pflegeprozesses. Zudem dienen die Pflegediagnosen der Professionalisierung von Pflege durch eine einheitliche, international verwendbare Terminologie. Sie werden aber auch als ein Instrument der Analyse und Statistik zu Zwecken der Pflegeforschung betrachtet.

Definition Pflegediagnose
Laut NANDA ergibt sich folgende Definition:
»Eine Pflegediagnose ist die klinische Beurteilung der Reaktionen von Einzelpersonen, Familien oder sozialen Gemeinschaften auf aktuelle oder potenzielle Probleme der Gesundheit oder im Lebensprozess.« (Doenges & Moorhouse, 1997, S. 11)

NANDA = North American Nursing Diagnosis Association
Diese Organisation beschäftigt sich seit Jahrzehnten im Auftrag

der ANA (American Nurses Association) mit der Entwicklung und weltweiten Veröffentlichung von Pflegediagnosen.

> **Quick-Tipp!**
> Weitere Informationen können Sie im Internet unter: www.nanda.org abrufen.

Pflegediagnosen beziehen sich auf Pflegeprobleme, die durch pflegerische Maßnahmen auch gelöst werden können. Sie finden sich sowohl in Pflegeerfassungssystemen als auch in der Pflegeplanung wieder. Sie lassen sich flexibel auf das jeweilige Pflegemodell anpassen und präzisieren den Pflegeprozess. Sinnvoll wäre hier die Zuhilfenahme bereits angepasster, deutscher Pflegediagnosen (Ehmann & Völkl, 2004).

> **Reminder!**
> Ressourcen werden weiterhin individuell erfasst und formuliert.

Das Arbeiten mit Pflegediagnosen gehört in anderen Ländern bereits zur täglichen Arbeit. In Deutschland befinden wir uns bezüglich der Umsetzung immer noch in den Kinderschuhen, und nur allmählich werden Fortbildungen zum diesem Thema wahrgenommen.

> **Quick-Tipp!**
> In der MDS-Grundsatzstellungnahme »Pflegeprozess und Pflegedokumentation« wird die Integration von Pflegediagnosen und das PESR-Format empfohlen (MDS, 2005).

PESR = Problem – Etiolology – Symptom – Ressource
Pflegediagnosen und PESR sind eng miteinander verknüpft. In der MDS-Handlungsempfehlung wird die Anwendung von PESR zur Erstellung der Pflegeplanung empfohlen.

PESR steht für:
P steht für Problem = Welches Problem ist vorhanden?
E steht für Einflussfaktoren/Ursachen = Welche Einflussfaktoren bzw. Ursachen liegen zugrunde?
S steht für Symptome = Wie äußert bzw. zeigt sich dieses Problem, bzw. welche Symptome sind ersichtlich?
R steht für Ressource = Was kann der Betroffene noch selbstständig leisten?

Das »PESR-Format« wird innerhalb des Pflegeprozesses für die ausführliche Pflegeproblembeschreibung und Darstellung der Selbstpflegekompetenzen benutzt. Für den vollständigen Aufbau der Problembeschreibung sind folgende Aspekte zu berücksichtigen:

1. Betroffene Aktivität (ATL oder AEDL),
2. Problem bzw. Art der Beeinträchtigung/Fähigkeit,
3. Quantität/Qualität der Beeinträchtigung,
4. Ursachen, Zusammenhänge, Risikofaktoren,
5. Ausdruck, Äußerungen, Beobachtungen,
6. Ressourcen, Fähigkeiten, Potenziale.

Beispiele für das PESR-Format finden sich in Tabelle 6.

Tab. 6: PESR-Format

Pflegeplanungsinhalte	AEDL: »sich kleiden«
Pflegeproblem	Frau W. kann sich aufgrund ihrer Hemiparese links nicht selbstständig an- und auskleiden.
Quantität/Qualität	Ohne die mehrfache Unterstützung tagsüber ist sie nicht situationsgerecht gekleidet.
Ursache, Zusammenhänge, Risikofaktoren	Sie isst und trinkt zu wenig, weil sie Angst hat, sich zu »bekleckern«.
Ausdruck	Sie fühlt sich enorm abhängig von ihren Bezugspersonen.
Ressource	Sie sucht ihre Kleidung immer noch selbst aus und legt großen Wert auf Schmuck.

In der abschließenden Problemformulierung könnte das dann so aussehen (vgl. Tab. 7):

Tab. 7: Problemformulierung unter Einbeziehung von PESR

Pflegeplanungsinhalte	AEDL: »sich kleiden«
Pflegeproblem	Frau W. kann sich aufgrund ihrer Hemiparese links ohne mehrfache Unterstützung tagsüber nicht situationsgerecht an- und auskleiden. Sie fühlt sich dadurch von allen abhängig und isst und trinkt weni-

Pflegeplanungsinhalte	AEDL: »sich kleiden«
	ger, weil sie Angst hat, sich zu »bekleckern«.
Ressource	Sie sucht ihre Kleidung immer noch selbst aus und legt großen Wert auf Schmuck.

1.5 Anforderungen an die Pflegedokumentation

Die Pflegedokumentation ist ein wichtiger Bestandteil der täglichen Arbeit in der Pflege. Sie steht uns als ein begleitendes Informationsinstrument zur Verfügung, mit dem wir den gesamten Pflegeprozess für alle an der Pflege beteiligten Personen nachvollziehbar und transparent machen können.

Um alle notwendigen Informationen zu bündeln, bedienen wir uns eines Dokumentationssystems. Hierbei ist es nicht wichtig, mit welchem System wir arbeiten. Es muss jedoch gewährleistet sein, dass das jeweilige Dokumentationssystem auf den jeweiligen Patienten/Bewohner zugeschnitten ist. Ob wir dafür ein einrichtungsinternes Dokumentationssystem entwickeln, oder ob wir dabei auf die zahlreichen Angebote des Marktes zurückgreifen, hat sicher auch etwas mit unseren zeitlichen und finanziellen Ressourcen zu tun.

Quick-Tipp!
Die Pflegedokumentation gliedert sich am sinnvollsten nach dem in Ihrer Einrichtung benannten Pflegemodell und bezieht selbstverständlich immer die gesetzlich geforderten Dokumentationsformulare ein.

1.5.1 Allgemeine Grundsätze und Ziele einer korrekten Pflegedokumentation

Mit der exakten und individuellen Führung der Pflegedokumentation kann eine optimale Versorgung des Patienten/Bewohners sichergestellt werden. Dieses detaillierte, schriftliche Kommunikationsforum bietet der Einrichtung und ihren Mitarbeitern daher auch Vorteile:

- Alle Daten des Kunden werden zentral erfasst und bereitgestellt, so dass eine Versorgung nach dem Pflegeprozess möglich ist.
- Der Verlauf des Pflegeprozesses wird systematisch dokumentiert.
- Es findet ein lückenloser Informationsaustausch statt.
- Die Umsetzung der gesetzlichen Verpflichtungen ist gewährleistet.

Für jeden Kunden existiert eine Pflegedokumentationsmappe. Da die Pflegedokumentation Urkundencharakter hat, sind bestimmte Formalien einzuhalten:

- Es dürfen keine Eintragungen mit Bleistift erfolgen, sondern nur mit dokumentenechtem Stift.
- Die Verwendung von Tipp-Ex ist nicht zulässig.
- Es darf nichts überklebt werden, und Radierungen müssen unterbleiben.
- Falsche Eintragungen müssen durchgestrichen, aber dennoch gut leserlich und mit Handzeichen versehen sein.
- Die Dokumentation muss vor dem Zugriff Unbefugter im Rahmen des Datenschutzes geschützt werden.

Hinzu kommt:

- Alle Formulare müssen fortlaufend nummeriert und mit Datum versehen sein.
- Die Pflegedokumentation ist vollständig und nachvollziehbar.
- Übergaben erfolgen im stationären Bereich mit der Pflegedokumentation.
- Eintragungen in die Pflegedokumentation sind wertfrei.
- Die Pflegedokumentation dient im Falle haftungsrechtlicher Angelegenheiten als Beweisdokument.
- Eine Namensliste mit den entsprechenden Handzeichen muss in der Einrichtung vorhanden sein.
- Eintragungen erfolgen mit Angabe von Datum, Zeit, geleistete Tätigkeit und Handzeichen.

> **Reminder!**
> Beweislastumkehr: Nicht dokumentierte Eintragungen gelten als nicht erbrachte Leistungen.

1.5.2 Handzeichennachweis

Aus der Pflegedokumentation muss ganz klar hervor gehen, wer wann was gemacht hat. Die Eintragungen erfolgen nach erbrachter Dienstleistung durch Eintrags- und Handzeichennachweis. Das bedeutet aber nicht, dass wir jede Einzelmaßnahme eines Kernprozesses abzeichnen müssen.

Beispiel Grundpflege:
Diese setzt sich aus vielen kleinen »Bestandteilen« zusammen: Waschen, Duschen, Baden, Mundpflege, Zahnpflege, Hautpflege, Haarpflege, Rasieren, Nagelpflege, An- und Ausziehen, Anlegen

von Körperersatzteilen und Vor- und Nachbereiten des Arbeitsplatzes. Im Durchführungsprotokoll muss nun aber nicht jede Einzelmaßnahmen explizit aufgeführt werden. Das ist gar nicht nötig. Voraussetzung dafür ist allerdings, dass entweder eine detaillierte und individuelle Pflegeplanung vorliegt, oder dass Pflegestandards angewandt werden. Dann haben wir die Möglichkeit, die Verrichtungen als zusammenhängenden Maßnahmenkomplex abzuzeichnen und können eine Mehrfachdokumentation vermeiden.

Praxis-Check – Mängel in der Pflegedokumentation
Die Ambulante Hauskrankenpflege ProCura GbR hat gerade eine Qualitätsprüfung durch den MDK hinter sich gebracht. Bereits im Abschlussgespräch wurden die Teilnehmer darauf aufmerksam gemacht, dass die Pflegedokumentation den Pflegeprozess nicht widerspiegelt und ein ungeeignetes Dokumentationssystem vorhanden ist, das die Mitarbeiter nur unnötig verwirrt. Die Qualitätsbeauftragte Andrea Bernhard organisiert darauf hin sofort einen Qualitätszirkel mit den Pflegemitarbeitern und Leitungskräften. In diversen Sitzungen analysieren sie die Ursachen des schlechten Ergebnisses. Sie finden heraus, dass nicht alle Mitarbeiter auf dem gleichen Wissensstand sind und gewisse Dinge einfach vorausgesetzt werden. Sie finden ebenfalls heraus, dass das Dokumentationssystem viel zu umfangreich gestaltet ist, und dass es durch die Anwendung der zahlreichen unterschiedlichen Formulare zu einer Mehrfachdokumentation kommt. Sie sammeln gemeinsam Verbesserungsvorschläge, strukturieren das Formularwesen und planen Schulungen zum Pflegeprozess für Pflegefachkräfte und Pflegeassistenten. Es wird weiterhin festgelegt, dass neue Mitarbeiter zukünftig intensiver in den Bereich der pflegeprozessorientierten Dokumentation eingearbeitet werden und Schulungsunterlagen erhalten.

Quick-Check
Evaluieren Sie nicht nur den Pflegeprozess innerhalb der Fachdokumentation, sondern überprüfen Sie auch in regelmäßigen Abständen die Tauglichkeit des Systems. Die Tatsache, dass eine Pflegedokumentation schlecht geführt wird, bedeutet nicht zwingend, dass es an den Mitarbeitern liegt. Mitunter kann auch das Pflegedokumentationssystem ungeeignet für Ihre Einrichtung sein.

1.5.3 EDV-gestützte Pflegedokumentation

Egal welche Fachmesse Sie besuchen, Sie werden feststellen, dass die Zahl der Anbieter digitaler Pflegedokumentationen in den letzten Jahren enorm gestiegen ist. Als Vorzüge gelten weniger Aufwand beim Schreiben und dadurch endlich wieder mehr Zeit für die Pflegebedürftigen. Des Weiteren können eine Arbeitserleichterung durch die verbesserte Steuerung des Pflegeprozesses erzielt werden, die Qualitätsbemühungen gefördert werden und letztendlich die Arbeitsbedingen verbessert werden.

Wer die nervenaufreibende Umstellung vom Papierformat auf Digitalformat einmal geschafft hat, der vermisst das veraltete Mappensystem nicht mehr. Dies setzt jedoch voraus, dass sich die Mitarbeiter zum einen bereits gut im Umgang mit dem Pflegeprozess auskennen und zum anderen EDV-Basiskenntnisse besitzen. Und ganz ohne Papier geht es eben doch nicht.

Die Erfahrungen der letzten Jahre haben gezeigt, dass viele Software-Lösungen nicht unbedingt zum gewünschten Erfolg geführt haben. Die praktischen Anforderungen an die EDV-Dokumentation sind mitunter begrenzt. Dies stellt sich zumeist erst nach dem Kauf heraus, wenn bereits hohe Investitionen erfolgt sind. Aber auch hier wird die Weiterentwicklung durch die hohe Nachfrage ständig vorangetrieben.

Wenn Sie sich also für eine PC-gestützte Variante interessieren, sollten Sie unter anderem folgendes beachten:

- Verknüpfungen aller Prozess-Schritte müssen möglich sein.
- Individuelle Planung ist durch freie Texteingabe möglich.
- Wiederkehrende Arbeiten sind durch Textbausteine abgebildet.
- Pflegemodelle und geeignete Assessmentverfahren müssen hinterlegt werden können.
- Der Anwender wird durch den gesamten Planungs- und Dokumentationsprozess geführt.
- Änderungen und Löschungen müssen für den Anwender erkennbar sein.
- Das System lässt Auswertungen zu, die für die Intranet-Kommunikation von hoher Bedeutung sind.
- Es stehen genügend EDV-Arbeitsplätze zur Verfügung.
- Jede Eintragung lässt sich automatisch mit aktuellem Datum und »Handzeichen« hinterlegen.
- Das System lässt keine vorweggenommenen Eintragungen zu.
- Mitarbeiter verfügen über Passwörter, so dass jedeEintragung eindeutig zugeordnet werden kann (MDS, 2005, S. 43).

Things to do:

Die Umsetzung des Pflegeprozesses und die korrekte Führung der Pflegedokumentation erfordern umfangreiches Wissen und eine gewisse Handwerklichkeit.

- Der Dokumentationsexperte empfiehlt: »*Vergewissern Sie sich, dass alle Pflegemitarbeiter und Kollegen den Pflegeprozess kennen und anwenden können.*«
- Der Dokumentationsexperte empfiehlt: »*Entscheiden Sie im Team gemeinsam über neue Formen der Dokumentation.*«
- Der Dokumentationsexperte empfiehlt: »*Lassen Sie sich bei der Umgestaltung nicht unter Druck setzten. Die Weiterentwicklung oder Umstellung auf PC bedarf einer langen Eingewöhnungsphase.*«

Quick-Check

- Wozu dient die Pflegedokumentation?
- Was ist ein Pflegeprozess?
- Was unterscheidet den Pflegeprozess laut KDA vom Pflegeprozess laut Fiechter & Meier (1988)?
- Wozu benötigen wir ein Pflegemodell?
- Welche Anforderungen werden an eine optimale Pflegedokumentation gestellt?
- Worauf ist bei der PC-gestützten Variante zu achten?

Kapitel 2: Handhabung der Dokumentationsformulare

Pflegedokumentation wird immer aufwendiger. Neue Anforderungen machen eine Entbürokratisierung fast unmöglich. Dokumentationsentwickler entwerfen ständig neue, umfangreichere und aufwändigere Formulare für die Praxis. Bei der Vielzahl an Angeboten verliert man schnell den Überblick. Welche Dokumentationsblätter sind zwingend erforderlich? Welche Formulare dienen der Arbeitserleichterung und welche lassen sich sinnvoll einsetzen, um Mehrfachdokumentationen zu vermeiden? Entscheidend ist auch, ob die eigenen Qualitätsansprüche an die Dokumentationsmappen erfüllt werden, und ob sich möglichst alles einheitlich gestalten lässt.

Die Anpassung und Weiterentwicklung einer Pflegedokumentation kommt fast immer einem Abenteuer gleich. Außerdem setzen Leitungskräfte die Ansprüche an die Pflegedokumentation mitunter sehr hoch an, weil sie selbst etwas unsicher sind und natürlich keine schlechte und unvollständige Dokumentation vorhalten möchten. Das kann zur Folge haben, dass Pflegekräfte noch mehr schreiben und ausfüllen und dadurch noch mehr Papier verwaltet wird.

Ein Übermaß an Dokumentation will auch der MDK nicht, gilt es doch eher als ein Zeichen von Unkenntnis und übertriebener Vorsicht. Bei einer ausufernden Dokumentation ist die »Gefahr« deutlich höher, dass der MDK genauer hinschaut.

Quick-Tipp!
Suchen Sie den Kontakt zum MDK oder zur Heimaufsicht. Lassen Sie sich beraten und zeigen Sie sich kooperativ. Diese Strategie ist wirkungsvoll, weil:

- Sie Interesse bekunden,
- Engagement zeigen,
- Mut zur Lücke beweisen,
- Sie sich einen guten Kontakt sichern.

Neben dem MDK und der Heimaufsicht bietet die MDS-Grundsatzstellungnahme »Pflegeprozess und Dokumentation« ebenfalls wertvolle Hinweise, welche zum Beispiel unter: www.mds-ev.org herunter geladen werden kann. In dem ca. 70 Seiten umfassenden Werk finden Sie unter anderem Antworten auf folgende Fragen:

- Wie kann der Pflegeprozess praktisch umgesetzt werden?
- Wie kann ein Dokumentationssystem sinnvoll aufgebaut werden?
- Müssen tägliche Eintragungen in den Pflegebericht erfolgen?

Des Weiteren lassen sich in der bundeseinheitlich geregelten MDK-Prüfanleitung hinreichende Tipps und Empfehlungen finden (z. B.: www.mdk.de).

Lernziele Kapitel 2
Insbesondere durch die konkreten Hinweise auf die Schwachstellen und Entwicklungspotenziale der Pflegedokumentation kann ein gezielter Abgleich mit der eigenen Vorgehensweise beim Schreiben und Führen der einzelnen Formulare vorgenommen werden.

Die Mitarbeiter

- werden für die Entwicklungspotenziale der Pflegedokumentation sensibel gemacht.
- erlangen mehr Sicherheit im Umgang mit der Pflegedokumentation.
- fördern die Qualität durch die Anwendung aktueller, dokumentierter Assessmentverfahren.
- tragen zur exakten Einstufung ihrer Patienten/Bewohner bei.

Input-Check – Wesentliche Inhalte

Im § 80 SGB XI »Gemeinsame Grundsätze und Maßstäbe zur Qualität und Qualitätssicherung« erfahren wir unter dem Punkt Pflegedokumentation: »Die Pflegeeinrichtung hat eine geeignete Pflegedokumentation sachgerecht und kontinuierlich zu führen ...«

Im Folgenden werden Ihnen die einzelnen notwendigen Dokumentationsblätter unter Berücksichtigung der MDK-Prüfanleitung und der MDS-Handlungsempfehlung »Pflegeprozess und Pflegedokumentation« vorgestellt. Die dabei in der Praxis auftretenden Anwenderfehler und mögliche Entwicklungspotenziale werden verdeutlicht.

2.1 (Un-)Professionelles Führen der Dokumentationsformulare

Für die Einarbeitung in das Dokumentationssystem ist immer die PDL verantwortlich. Unterstützt wird sie dabei von versierten Pflegemitarbeitern und/oder dem Mentor der Einrichtung. Wenn möglich, sollte auch der Schulungsbeauftragte des Pflegedokumentationsherstellers einbezogen werden, insbesondere dann, wenn es um die Einweisung neuer Formularblätter geht. Mit einer einmaligen Fortbildung ist es meistens nicht getan. Richtiges dokumentieren ist ein fortlaufender Prozess und bedarf der regelmäßigen Beratung, Anleitung und Unterweisung.

Der Qualitätszirkel eignet sich, die Weiterentwicklung und Professionalisierung der Pflegedokumentation voranzutreiben. Probleme können hier aufgegriffen werden und systematisch, zum Beispiel anhand des *Ishikawa-Diagramms* (Ursachen-Wirkungs-Diagramm), gelöst werden.

Praxis-Check – Qualitätszirkelarbeit zum Thema: Anwendung der Pflegeanamnese

In der Seniorenresidenz Sonnenschein gGmbH stellt der Pflegedienstleiter Paul Müller immer wieder fest, dass die Pflegeanamnese stets unvollständig ausgefüllt ist. Der Qualitätsbeauftragte Horst Abendroth wird gebeten, dieses Thema in den nächsten Qualitätszirkeln (QZ) zu erörtern. Er bereitet einiges vor und lässt sich sicherheitshalber auch schon einmal ein paar weitere Formulare zur erweiterten Informationssammlung zukommen. Im QZ stellt sich heraus, dass die Mitarbeiter mit der Anwendung des Erhebungsbogens im DIN A6-Format völlig überfordert sind und ihnen bestimmte Begriffe wie: willentlich-emotionale Komponenten oder sozio-kulturelle Komponenten überhaupt nichts sagen. Den enormen Umfang des Assessments empfinden sie ebenfalls als hinderlich. Dies führt dazu, dass nur teilweise oder gar nichts ausgefüllt wird.

Verschiedene Vorschläge werden diskutiert. Der Qualitätsbeauftragte unterbreitet Alternativ-Formulare, und am Ende des dreistündigen Qualitätszirkels einigt man sich auf ein neues Formular, das eine dreimonatige Projektphase durchlaufen soll

Häufig wird das Dokumentationssystem nicht effektiv genutzt, weil unklar ist, wann welche Blätter zum Einsatz kommen und wie sie geführt werden müssen. Dieses Kapitel soll Ihnen dabei behilflich sein, aus dem Papierdschungel eine gut strukturierte und verständliche Dokumentation entstehen zu lassen.

Folgende Formulare sind verpflichtend und gehören **zwingend** in die Pflegedokumentation (vgl. Tab. 8, 9).

Tab. 8: Pflichtformulare SGB XI, ambulant und stationär

Basisdokumente SGB XI ambulant	**Basisdokumente SGB XI stationär**
Stammblatt	Stammblatt
Biographieblatt	Biographieblatt
Pflegeanamnese	Pflegeanamnese
Pflegebericht	Pflegebericht
Pflegeplanung	Pflegeplanung
Pflegeüberleitungsbogen	Pflegeüberleitungsbogen
Durchführungsnachweis	Durchführungsnachweis
Leistungsnachweis	

Tab. 9: Pflichtformulare SGB V, ambulant und stationär

Basisdokumente SGB V ambulant	**Basisdokumente SGB V stationär**
Stammblatt	Stammblatt
Pflegebericht	Pflegebericht
Pflegeüberleitungsbogen	Pflegeüberleitungsbogen
Durchführungsnachweis	Durchführungsnachweis
Leistungsnachweis	

Sollte die Pflegesituation es erforderlich machen, gehören folgende Formulare im Bedarfsfall **ergänzend** in die Pflegedokumentation (vgl. Tab. 10, 11).

Tab. 10: Bedarfsdokumente SGB XI und SGB V ambulant

Ergänzungsdokumente SGB XI und SGB V ambulant
Ärztliche Verordnungen (Medikamente, Behandlungspflege),
Bewegungs-Lagerungsplan,
Dekubitusrisikoerkennung,
Ernährungs- und/oder Trinkprotokoll, ggf. Bilanzierungsplan,
Kontrollen (Vitalzeichen, BMI, Blutzucker),
Mangelernährung und Dehydratation,
Sturzrisikoerfassung,
Schmerzerfassung,
Wunddokumentation mit Wundfoto

Tab. 11: Bedarfsdokumente SGB XI und SGB V stationär

Ergänzungsdokumente SGB XI und SGB V stationär
Ärztliche Verordnungen (Medikamente, Behandlungspflege),
Bewegungs-Lagerungsplan,
Bogen zur Erfassung der Betreuungsangebote,
Dekubitusrisikoerkennung,

Ergänzungsdokumente SGB XI und SGB V stationär
Ernährungs- und/oder Trinkprotokoll und ggf. Bilanzierung,
Kontrollen (Vitalzeichen, BMI, Blutzucker),
Mangelernährung und Dehydratation,
Sturzrisikoerfassung,
Schmerzerfassung,
Wunddokumentation mit Wundfoto.

Das heißt: Sollten Sie den Auftrag für eine Medikamentengabe oder Behandlungspflege haben, müssen Sie ein ärztliches Verordnungsblatt verwenden. Ist jemand dekubitusgefährdet, müssen Sie mit der Dekubitusrisikoerkennung (Braden- oder Nortonskala usw.) beginnen.

Quick-Tipp!
Für den ambulanten Pflegedienst gilt: Die Pflegedokumentation liegt immer beim Patienten. Ausnahmen: Der Patient ist desorientiert, versteckt die Pflegedokumentation ständig usw. Auch dies muss jedoch dokumentiert sein.

Im Folgenden werden Ihnen nur die Dokumentationsblätter vorgestellt, bei denen häufig Probleme im Gebrauch auftreten. Sie werden in alphabetischer Reihenfolge behandelt.

2.2 Ärztliche Verordnungen/Medikamentenblatt

Im Hinblick auf das »Medikamentenblatt« ergibt sich oft das Problem, dass ärztliche Anordnungen von dem behandelnden Arzt nicht abgezeichnet werden. Pflegeeinrichtungen sind aber bei der Erbringung ärztlicher Tätigkeiten verpflichtet nachzuweisen, dass die Ausführung einer Maßnahme auch medizinisch indiziert ist. Fakt ist, dass für den behandelnden Arzt tatsächlich keine Abzeichnungspflicht in der Pflegedokumentation besteht. Es reicht, wenn er die ärztliche Dokumentation in der Patientenakte seiner Praxis vornimmt. Er hat keine Verpflichtung zur Doppeldokumentation.

Was können Pflegeeinrichtungen also tun? Hilfreich kann hier die telefonische Anordnungen nach dem VuG-Prinzip (Vorlesen und Genehmigen lassen) sein: Die Anordnung wird telefonisch von der Pflegefachkraft entgegengenommen, zeitgleich im Medikamentenblatt dokumentiert, dem Arzt am Telefon vorgelesen, und wenn er die Anordnung mündlich bestätigt hat, wird diese von der Pflegefachkraft im Anschluss abgezeichnet. Wünschenswert wäre es jedoch, wenn der Arzt entweder regelmäßig alles gegenzeichnen würde, oder die Praxis bei Veränderungen immer einen aktuellen Medikamentenplan faxen bzw. aushändigen würde. So kooperativ sind aber leider nicht alle Praxen.

BTM-Medikation

In ambulanten Einrichtungen wird bei Gabe von Betäubungsmitteln nicht immer das entsprechend notwendige BTM-Formular benutzt. Über die Notwendigkeit der Nutzung eines BTM-Bogens herrschen jedoch unterschiedlichste Meinungen und Wissensstände.

Betäubungsmittel sind Medikamente, deren Handhabung im Betäubungsmittelgesetz geregelt ist und somit eine besondere Vorgehensweise erfordert:

- Sofern die Patienten in der Lage sind, Betäubungsmittel verschreibungsgemäß einzunehmen, besteht nach Expertenkenntnis keine Verpflichtung, einen BTM-Nachweis in der Pflegedokumentation zu führen.

Mangelt es an dieser Fähigkeit, ist die Führung eines BTM-Protokolls erforderlich, und folgende Kriterien müssen berücksichtigt werden:

- Jeder Zugang und jede Entnahme von BTM muss korrekt in das Verbrauchskontrollblatt eingegeben werden (Datum, Name, Vorname, Dosis, aktueller Bestand, Unterschrift).
- Die Rückgabe von BTM an die Apotheke oder an den Hausarzt muss eindeutig aus dem Verbrauchskontrollblatt hervor gehen und unterschrieben werden.
- Beschädigte BTM müssen im Verbrauchskontrollblatt entsprechend vermerkt sein.

Reminder!
Laut Heimgesetz §11 müssen Mitarbeiter der stationären Altenpflege einmal jährlich im sachgerechten Umgang mit Arzneimitteln beraten bzw. geschult werden.

Diese Schulungen werden im Allgemeinen durch die Vertragsapotheke der stationären Einrichtung durchgeführt. Inhaltlich sollten folgende Themen besprochen werden:

1. Lagerung von Medikamenten,
2. Haltbarkeit von Medikamenten,

3. Einnahme- und Anwendungshinweise,
4. Analgetika und Opiate.

Quick-Tipp!
Lagerungsfristen angebrochener Arzneimittel:

- Augentropfen = 4 Wochen
- Augensalben = 4 Wochen
- BEPANTHEN AS = 1 Woche
- Nasentropfen = zwischen 2 Wochen und 6 Monaten, je nach Präparat

Häufig auftretende Fehler beim Umgang mit dem ärztlichen Verordnungsblatt/Medikamentenblatt sind:

Bedarfsmedikation ist unzureichend formuliert Da steht zum Beispiel: »Bei Bedarf *Adalat, Paracetamol, 6 iE Actraphane...*« Oft sind Indikation und Schwellenparameter nicht bekannt. Auch über die maximale Dosis innerhalb von 24 Stunden fehlt eine Angabe. Diese Regelung ist insofern von Bedeutung, als dass eine Überdosierung dadurch verhindert werden könnte. Um hier mehr Sicherheit für die Pflegefachkräfte zu erzielen, wäre eine konkrete Anordnung durch den Hausarzt erstrebenswert.

Sondenkost wird nicht vollständig dokumentiert Die Aussage: »1,5 Liter Sondenkost und Tee über 24 Stunden« reicht nicht aus. Angaben über die genaue Bezeichnung der Sondenkost, Teemenge, Durchflussgeschwindigkeit bei Ernährungspumpe und Spülflüssigkeit bei Medikamentengabe sollten obligatorisch sein.

2.3 Bewegungsplan

Mit der Veröffentlichung des Expertenstandards zur Dekubitusprophylaxe haben die »Bewegungspläne« einen immer höheren Stellenwert eingenommen. Heute sind sie bereits nicht mehr wegzudenken. Zumeist entsprechen sie einer Mischung aus Lagerungsplan und Bewegungsplan. Es wird unterschieden zwischen Makro- und Mikrolagerung.

Unter Makrolagerung versteht man eine Druckentlastung mittels Bewegung. Beim gesunden Menschen erfolgt diese ca. 4–8 Mal pro Stunde. Bei der Mikrolagerung handelt es sich um eine sogenannte Druckreduzierung mittels kleinster physiologischer Bewegungsmuster. Diese erfolgen beim gesunden Menschen ca. 8–40 Mal pro Stunde.

In der Pflege zählen die 30 Grad-Lagerung, 135 Grad-Lagerung, schiefe Ebene usw. zu den Makrolagerungen. Mikrolagerungen sind physiologische Lagerungen der Gelenke sowie geförderte Positionsveränderungen an den dekubitusgefährdeten Stellen Kopf, Schulter, Hüfte und Oberschenkel.

Reminder!
Die Mikrolagerung dient zwar der zeitweiligen Entlastung, ersetzt aber keinesfalls die Lagerung.

Neben den Mikro- und Makrobewegungen ist im Bewegungsplan noch der sogenannte Fingertest aufgeführt. Dieser soll nach jeder Bewegung bzw. Lagerung erfolgen. Mit dem Fingertest kann die Effektivität der Prophylaxe überprüft werden. Bei diesem Test wird Druck mit der Fingerspitze auf das gerötete Hautareal ausgeübt. Bleibt die Stelle rot, so entspricht dies einem Dekubitus 1. Grades, und Maßnahmen wie

Verkürzung der Lagerungsintervalle usw. müssen eingeleitet werden.

Häufig auftretende Fehler beim Umgang mit dem Bewegungsplan und beim Lagern sind:

Anwendungsmöglichkeiten für Mikrolagerungen sind nicht bekannt und werden deshalb auch nicht dokumentiert Neueste pflegewissenschaftliche Erkenntnisse haben ergeben, dass auch winzige Positionsveränderungen ausreichen, um eine prophylaktische Wirkung zu erzielen. Denkbar wäre es, bei jedem Aufsuchen des Pflegebedürftigen minimale Veränderungen der Lage vorzunehmen. So etwas kann unter Zuhilfenahme von kleinen Kissen, zusammengefalteten Handtüchern oder Waschlappen erfolgen. Zur Erfassung aller druckgefährdeten Stellen sollten diese Maßnahmen im Uhrzeigersinn vorgenommen werden.

Quick-Tipp!

Wählen Sie bestimmte Farben aus, wenn Sie mit Handtüchern oder Waschlappen lagern. So ist jedem gleich klar, dass es sich hierbei um eine Mikrolagerung handelt.

Beziehen Sie, wenn möglich, Angehörige mit ein. Gerade in der ambulanten Pflege ist dies von enormer Bedeutung.

»Schiefe Ebene« wird sehr wenig eingesetzt Gerade im Hinblick darauf, dass eine Wechseldruckmatratze nur dann optimal funktioniert, wenn wenig bis gar keine zusätzlichen Pflegehilfsmittel einbezogen werden, bietet die »schiefe Ebene« eine wunderbare Lösung.

Hierbei wird in der Regel eine gerollte Decke oder ein Schaumstoffkeil rechts oder links zwischen Matratze und Sprungrahmen gesteckt. Dadurch wird die Matratze um ca. 20 cm angehoben. Es ist eine schonende Methode, da der Patient nicht gedreht werden muss und die Mitarbeiter körperlich nicht über Gebühr belastet werden. Lagerungsmittel können nicht verrutschen, und insbesondere bei unruhigen Patienten hat es sich als ein sinnvolles Instrument erwiesen.

Hohllagerungen werden zu wenig dokumentiert Hohllagerungen kommen oftmals unter den Fersen zum Einsatz. Das sind Tätigkeiten, die schnell mal nebenbei erledigt werden und daher auch ebenso schnell wieder vergessen werden. Durch die regelmäßigen Eintragungen der geleisteten Arbeit können Pflegekräfte ihre Professionalität jedoch unterstreichen und den zeitlichen Aufwand konkret belegen.

Quick-Tipp!
Achten Sie darauf, dass durch die Hohllagerungen keine anderen Körperstellen einer zu hohen Druckbelastung ausgesetzt sind.

Es herrschen Unstimmigkeiten bezüglich der Lagerungsintervalle Die Zeitintervalle richten sich in der Regel nach den individuellen Gegebenheiten beim Pflegebedürftigen. Im Bereich der prophylaktischen Maßnahme sollte man zunächst mit einem zweistündlichen Lagerungswechsel beginnen. Unter Anwendung des Fingertests können die Intervalle gegebenenfalls verändert werden.

Im ambulanten Bereich ist es deutlich schwieriger, kurze Lagerungsintervalle einzuhalten, denn oftmals können keine weiteren Personen in die Pflege involviert werden. Die ausführliche Dokumentation wird hier noch wichtiger!

2.4 Biografie

Der Biografiebogen dient dazu, sich näher mit einem Menschen zu beschäftigen, und er hilft Pflegepersonal zu verstehen, warum sich ein Patient/Bewohner in bestimmten Situationen so und nicht anders verhält. Für den Biografiebogen ist eine gute und vertrauensvolle Beziehung wichtig. Fragen werden in das Gespräch involviert und nicht nach Checkliste abgearbeitet. Man muss einander erst einmal kennen lernen. Persönliche Erlebnisse mag man nicht gleich jeder Pflegeperson mitteilen. Hier ist eine besonders behutsame Vorgehensweise gefordert. Die Erstellung einer Biografie benötigt unter Umständen viel Zeit. Manche Pflegebedürftige möchten keine persönlichen Angaben machen. Das muss respektiert werden. Andere wiederum fühlen sich ausgehorcht, was zu erheblichen Problemen in der weiteren Versorgung führen kann. Manchmal wird die betreffende Pflegeperson auch des Hauses oder des Zimmers verwiesen, weil die unbedachte Vorgehensweise zu einer Entzweiung geführt hat. Patienten und Bewohner sollten immer wissen, warum diese »Daten« erhoben werden, und sie sollten entscheiden können, welche Angaben schriftlich fixiert werden dürfen und welche nicht.

Biografiearbeit kann durchaus schwierig sein. Plötzlich werden grausame Erinnerungen wachgerufen, und man erfährt mitunter Dinge, von denen man lieber nichts wissen möchte. Wie geht man als Pflegekraft damit um? Was kann man tun, um die Privatsphäre zu wahren und trotzdem von relevanten Ereignissen erfahren?

Quick-Tipp!
Entscheiden Sie für sich, ob die Geschichten und Erlebnisse, die man Ihnen anvertraut hat, auch wirklich für das ganze

Team von Bedeutung sind, oder ob Sie sie nicht besser vertraulich behandeln.
Auch wenn der Kunde derzeit mit einer Erhebung noch nicht einverstanden ist, warten Sie geduldig ab. Mit der Zeit wächst auch das Vertrauen.
Beziehen Sie bei Kunden mit kognitiven Erkrankungsbildern die Angehörigen mit ein.

Praxis-Check – Wozu brauchen wir Biografiearbeit?
In die Seniorenresidenz Sonnenschein gGmbH ist vor geraumer Zeit ein sehr schwieriger, geistig veränderter Bewohner eingezogen. Er ließ kaum Pflegepersonal an sich heran und schlug oft um sich. Die grundpflegerische Versorgung war völlig unzureichend, die Wohnung in einem furchtbaren Zustand, und überall roch es ganz übel. Kaum jemand mochte noch dort hin. All das gute Zureden und bemühte Verständnis für die veränderte Situation des Bewohners führten zu keinem positiven Ergebnis. Seine Schwester lebt im Ausland, und ein Kontakt besteht seit vielen Jahren nicht mehr. Der Betreuer kümmert sich mäßig bis gar nicht um ihn. Kein Mitarbeiter wusste etwas über seine Vergangenheit, und keiner hatte eine Erklärung für das Ausmaß seines aggressiven Verhaltens. Eines Tages bekam der Bewohner Besuch von einem alten Freund. Die Wohnbereichsleitung berichtete ihm von den massiven Schwierigkeiten und bat ihn um Rat. Es stellte sich heraus, dass besagter Bewohner früher lange Zeit im Konzentrationslager verbringen musste. In ihm war Hass und Feindseligkeit gegenüber allem und jedem. Er hatte als gebrochner Mann überlebt. Er war den freundlichen Umgang nicht gewohnt. Fürsorge kannte er nicht, und Hilfe annehmen zu können war ihm fremd. Eines jedoch war ihm sehr vertraut: Befehle entgegen zu nehmen. Er war es

gewohnt, laute, energische Personen, die im Imperativ mit ihm sprachen, um sich zu haben. Er konnte umsetzen, was man ihm befahl.

Aufgrund dieser Erkenntnisse musste man im Wohnbereich also eine andere Strategie entwickeln, die zwar nicht dem Verständnis vom Umgang mit dem Bewohner generell entsprach, aber hilfreich war. Der freundliche Umgangston musste dem Befehlston weichen. Man schickte nur noch Pfleger zu ihm, die in kurzen, knappen Sätzen Anweisungen erteilten.

Es war für das Pflegepersonal nicht einfach umzudenken, aber die Strategie half und die Versorgung konnte um ein erhebliches Maß verbessert werden.

Häufig auftretende Fehler in der Biografiearbeit:

Es gibt kein Biografieblatt in der Pflegedokumentation Auch wenn Kunden nicht immer konkrete Angaben zu ihrer ganz persönlichen Biografie machen möchten, so lassen sich allgemeine Daten wie: Wie viele Kinder haben Sie? Welche Hobbys haben Sie? Was mögen Sie besonders gerne? Was mögen Sie gar nicht? im Gespräch relativ schnell ermitteln.

Sollten Pflegebedürftige nicht mit der Erhebung einverstanden sein, ist dies entsprechend auf dem Biografiebogen zu vermerken. Eine Unterschrift ist nicht erforderlich.

Reminder!
Biografiearbeit bei reiner Behandlungspflege ist nicht erforderlich.

2.5 Braden-Skala

Die Braden-Skala, nach der amerikanischen Pflegewissenschaftlerin Barbara Braden benannt, ist ein Stufenschema zur Ermittlung des Dekubitusrisikos. Sie ist eine von mehreren Risikoskalen, mit der das Gefährdungspotenzial objektiv erfasst werden kann. In Deutschland wurde früher überwiegend die modifizierte Norton-Skala nach Christel Bienstein eingesetzt. Heute ist es eher die Braden-Skala, die im Pflegealltag angewandt wird. Grundsätzlich gilt: Der Umgang mit Skalen setzt nicht nur entsprechende Schulungen zur Anwendung voraus, sondern auch aktuelles Basiswissen zur Dekubitusentstehung.

Die Braden-Skala setzt sich aus sechs Kriterien zusammen. Diese sechs Kriterien stellen die Risikofaktoren für die Entwicklung eines Dekubitus dar. Zur Einschätzung des Risikos werden 0 bis 4 Punkte pro Kriterium angegeben. Ab einem Punktwert von unter 16 ist man – entsprechend der Staffelung – gering, mittel, hoch und sehr hoch dekubitusgefährdet.

Häufig auftretende Fehler beim Umgang mit der Braden-Skala sind:

Es ist unklar, bei wem die Braden-Skala Anwendung finden soll
Die Regelungen diesbezüglich sind sehr unterschiedlich in den Einrichtungen. Es muss nicht von vornherein, also im Rahmen der Aufnahme oder des Einzugs, eine Evaluation erfolgen. Bei mobilen und agilen Kunden ist die Wahrscheinlichkeit zur Entstehung eines Dekubitus eher gering. Eine Einschätzung sollte immer dann erfolgen, wenn eine Gefährdung nicht ausgeschlossen werden kann. Dann sollte eine Erhebung innerhalb der Aufnahmephase erfolgen.

Es ist unklar, in welchen Abständen eine Eruierung stattfinden soll Es gab früher Formulare, auf denen klein gedruckt vermerkt war, dass eine Erhebung alle vier Wochen stattfinden muss. Dem ist aber nicht so, und solche Hinweise findet man inzwischen auch nur noch selten auf den Dokumentationsblättern. Es ist vielmehr so, dass die Abstände in erster Linie individuell zu planen sind. Des Weiteren gilt die Faustregel: Unverzüglich bei Veränderungen der Mobilität, der Aktivität und des Auflagedruckes (MDK-Prüfanleitung, 2005, S. 71).

Die Ergebnisse führen zu keinerlei Maßnahmen Sollte ein Dekubitusrisiko ermittelt werden, müssen Maßnahmen eingeleitet werden. Unter Umständen muss nun die Pflegeplanung überarbeitet und ein Bewegungsplan angelegt werden. Hautzustand und Ernährungsgewohnheiten müssen wahrscheinlich genauer unter die Lupe genommen werden und ggf. ein Mini Nutritional Assessment (vgl. Kap. 2.8.2) durchgeführt werden. Darüber hinaus erfolgen ein Vermerk im Pflegebericht sowie eine Infoweitergabe an Kollegen und Vorgesetzte.

Praxis-Check – »Gefühlt« dekubitusgefährdet
Eine Stationsleitung der St. Johannes Krankenhaus GmbH hat gerade bei einer Patientin eine Folgeerhebung anhand der Braden-Skala durchgeführt. Laut der Bewertung ist Frau M. nicht dekubitusgefährdet. Trotzdem hat die Stationsleitung einen anderen Eindruck, ein anderes Gefühl.

Quick-Tipp!
Die Risikoerhebung hat auch immer etwas mit dem subjektiven Empfinden einer Pflege(fach)kraft zu tun. Verlassen Sie

sich nicht nur auf das Ergebnis auf einer Skala, sondern auch auf Ihre langjährige Erfahrung. Holen Sie sich bei Unsicherheit auch das Urteil eines Kollegen hinzu.

2.6 Durchführungsprotokoll

Der Durchführungsnachweis ist nach wie vor ein umstrittenes Dokumentationsformular. In der ambulanten Pflege verzichtet man inzwischen weitgehend auf dieses Formular. Die Begründung dazu liegt in der Vermeidung von Doppeldokumentationen, denn im Leistungsnachweis werden die Leistungskomplexe/Tätigkeiten bereits abgezeichnet.

Im stationären Bereich wird dieses Formular routinemäßig eingesetzt. Wenn man jedoch bedenkt, dass die in der Pflegeplanung beschriebenen Pflegemaßnahmen, auch unter Benennung der entsprechenden Standards, absolut verbindlich sind und die Abweichungen im Pflegebericht aufgeführt werden müssen, könnte man vielleicht wieder von einer Mehrfachdokumentation sprechen.

Reminder!
In der MDS-Grundsatzstellungnahme Pflegeprozess und Pflegedokumentation und in den MDK-Prüfanleitung ist der Durchführungsnachweis allerdings für stationäre und ambulante Einrichtungen weiterhin benannt (vgl. Tab. 8, 9).

Häufig auftretende Fehler beim Umgang mit dem Durchführungsprotokoll sind:

Eintragungen weisen oft tagelange Lücken auf Wenn in der Einrichtung der Durchführungsnachweis zum standardisierten Dokumentationssystem gehört, muss dieser auch korrekt geführt werden. Das Versäumen von Eintragungen schafft unnötige Verwirrung und macht es den Verantwortlichen schwer, den tatsächlichen Ablauf nachzuvollziehen.

2.7 Ein- und Ausfuhrplan & Trinkprotokoll

Die Flüssigkeitsversorgung ist ein ausgesprochen schwieriges Kapitel in der Pflege. Bei maximal drei Einsätzen täglich und im schlimmsten Falle fehlenden Angehörigen oder Hilfspersonen haben Pflegedienste oft nicht die Möglichkeit einer kontinuierlichen Überwachung und Verabreichung von Getränken. Das ist in Pflegeheimen bzw. Seniorenresidenzen sicher einfacher. Trotzdem bleibt bei beiden Versorgungsträgern das gleiche Grundproblem: Ältere Menschen trinken viel zu wenig.

Wer sich da auf die sichere Seite bringen möchte, sollte sehr ausführlich dokumentieren. Jeder trägt die Verantwortung für die bedarfsgerechte Flüssigkeitszufuhr. Entsprechend MDS-Grundsatzstellungnahme heißt es (2003): Bei »Ernährung und Flüssigkeitsversorgung älterer Menschen« sollte eine Flüssigkeitsaufnahme von 1,5 l bis 2,0 l täglich angestrebt werden. Natürlich ist dies abhängig vom Allgemeinzustand und den Grunderkrankungen. Bei Herz- und Niereninsuffizienz, Ödemen, Aszites usw. muss die Trinkmenge eingeschränkt werden.

Reminder!
Methode zur Berechnung des Flüssigkeitsbedarfs: 100/50/15.
100 ml je kg für die ersten 10 kg Körpergewicht; 50 ml pro kg

für die zweiten 10 kg Körpergewicht; 15 ml für jedes weitere kg Körpergewicht. (MDS, 2003, S. 40)

In vielen Fällen gelingt die Umsetzung leider nicht. Selbst wenn Wunschgetränke erfasst sind, Abneigungen geklärt, Getränkeinseln und Getränkeservice organisiert sind und regelmäßig Getränke offeriert werden – der Pflegebedürftige lehnt ab, nimmt nur geringe Schlückchen zu sich, fühlt sich bevormundet und »arbeitet« nicht mit. Gründe hierfür könnten sein:

- Patient/Bewohner hat sowieso nie so viel getrunken,
- verändertes Durstgefühl im Alter,
- Vergesslichkeit,
- Verwirrtheit/Demenz,
- Schluckstörungen,
- Angst vor Vergiftung.

Trotz all der zu erwartenden Schwierigkeiten darf nicht vergessen werden, dass wir auch noch eine Sorgfaltspflicht und Durchführungsverantwortung haben. Das bedeutet: Das Pflegepersonal ist angehalten, bei Pflegebedürftigen sachgerecht mit den Einschränkungen in der selbstständigen Flüssigkeitsaufnahme umzugehen. Demzufolge ist die Flüssigkeitszufuhr regelmäßig zu ermitteln, entsprechend zu dokumentieren und im Bedarfsfall dem Arzt und der Pflegekasse mitzuteilen. Des Weiteren muss die Versorgung entsprechend den wissenschaftlichen Erkenntnissen erfolgen. Der verantwortlichen Pflegefachkraft obliegt hier die übergeordnete Fachaufsicht.

Im Klartext heißt das: Es muss nachvollziehbar sein, dass Pflegekräfte alles erdenklich Mögliche getan haben, um Komplikationen vorzubeugen. Das setzt Fachwissen voraus:

- Wann spricht man von einer Dehydratation?

- Welche Folgen können sich daraus ergeben?
- Welche Maßnahmen müssen erfolgen?
- Welche prophylaktischen Möglichkeiten ergeben sich?
- Wie dokumentiert man das richtig?

Häufig auftretende Fehler beim Umgang mit dem Ein- und Ausfuhrplan bzw. Trinkplan sind:

Ein- und Ausfuhrplan bzw. Trinkprotokoll werden nur sporadisch eingesetzt Die Bedeutung und die haftungsrechtlichen Folgen einer mangelnden Flüssigkeitsversorgung sind vielen Mitarbeitern oftmals nicht ganz klar. Wichtig ist, dass die Mitarbeiter mit den wesentlichen Inhalten der MDS-Grundsatzstellungnahme (2003) »Ernährung und Flüssigkeitsversorgung älterer Menschen« vertraut sind.

In folgenden Fällen sind Trink- und/oder Ein- und Ausfuhrpläne (abhängig vom Dokumentationssystem) zwingend erforderlich:

- Alle Pflegebedürftigen, die nicht eigenständig für ihre Flüssigkeitszufuhr sorgen können, erhalten einen Trinkplan und/oder einen Ein- und Ausfuhrplan.
- Alle Pflegebedürftigen, die unter Fieber, starkem Schwitzen und Diarrhoe leiden, erhalten einen Trinkplan und/oder einen Ein- und Ausfuhrplan.

Hinzu kommt:

- Die Flüssigkeitsversorgung bzw. das Flüssigkeitsdefizit wird mit dem zuständigen Arzt unter Berücksichtigung der Grunderkrankungen besprochen.
- Lieblingsgetränke sind dokumentiert.
- Abneigungen sind bekannt.

- Pflegeplanung berücksichtigt die Menge und die Verabreichungsform.
- Angehörige werden einbezogen.
- Bei Pflegebedürftigen mit einem transurethralen oder suprapubischen Katheter erfolgt eine Bilanzierung.

Eintragungen sind oft lückenhaft

- Die individuelle tägliche Trinkmenge ist nicht dokumentiert.
- Angehörige dokumentieren häufig auf einem Zettel, und eine Übertragung findet nicht immer statt.
- Abweichende Infos wie: »Die angebotene Flüssigkeit wurde abgelehnt«, werden nicht dokumentiert.
- Eintragungen zur Ein- und Ausfuhr werden vergessen.
- Bilanzierung, sofern erforderlich, wird vergessen.

Hier könnten Gespräche und Schulungen hilfreich sein. Es muss deutlich gemacht werden, warum dieser Datenerhebung eine solch gravierende Bedeutung zukommt. Alle Mitarbeiter müssen für diesen Bereich sensibilisiert werden. Bei lückenhafter Dokumentation müssen gegebenenfalls Zielvereinbarungsgespräche geführt werden.

Sondenahrung wird häufig falsch berechnet In der Regel haben wir es mit 500 ml-Flaschen bei der enteralen Ernährung zu tun. Also werden auch meistens 500 ml in die Spalte der Einfuhr eingetragen.

Zu beachten ist jedoch: Bei normokalorischer Sondennahrung beträgt der Flüssigkeitsanteil ca. 80%. Das heißt: 80 ml freies Wasser sind in 100 ml Substrat enthalten: (500 ml Standardsondennahrung = 400 ml freie Flüssigkeit). Bei hochkalorischer Sondennahrung liegt dieser Anteil bei 70%. Das heißt: 70 ml freies Wasser auf 100 ml Sondennahrung (500 ml hochkalorische Sondennahrung = 350 ml freie Flüssigkeit). Die genaue Flüssigkeitsmenge kann dem jeweiligen Sondennahrungsetikett entnommen werden.

Die Berechnung der Perspiratio insensibilis wird bei stark schwitzenden Personen oft in der Bilanzierung vergessen Die Perspiratio insensibilis (Flüssigkeitsverlust über Haut und Atmung) ist insbesondere bei stark schwitzenden Personen zu berücksichtigen. Sie beträgt täglich etwa 500–1000 ml (Schäffler, Menche, Bazlen & Kommerell, 1998).

Kaffee wird nicht bilanziert Kaffee kann in die Flüssigkeitsbilanzierung aufgenommen werden. Wissenschaftler haben nachgewiesen, dass es keine signifikanten Unterschiede zwischen den koffeinhaltigen und koffeinfreien Getränken gibt. Kaffee hat also keinen negativen Einfluss auf die Flüssigkeitsbilanz.

2.8 Ernährungskontrollblatt/BMI/MNA

Auswertungen von Qualitätsprüfungen des MDK haben ergeben, dass insbesondere in der stationären Altenpflege häufig Mängel im Bereich der Ernährungs- und Flüssigkeitsversorgung auftreten. Eine fehlende systematische Risikoerkennung, fehlendes aktuelles Pflegefachwissen und mangelndes Bewusstsein mögen Ursachen hierfür sein.

Mangelernährung ist ein großes Thema in der Pflege geworden. Viele Pflegebedürftige sind kachexiegefährdet. Das liegt unter anderem an folgenden Gründen:

- Das Ernährungsverhalten älterer Menschen hat sich verändert, und das Hungergefühl bleibt mitunter aus.
- Ältere Menschen vergessen schlichtweg zu essen.

- Das gemeinsame Essen mit der Familie oder dem Partner ist nicht mehr gegeben.
- Die Ernährung ist zu einseitig.
- Schluckstörungen und Kaubeschwerden sind vorhanden (MDS, 2003, S. 30).

Im ambulanten Bereich ist ein besonderes Augenmerk erforderlich, da nicht immer der Leistungskomplex: *Hilfe bei der Nahrungsaufnahme* (LK 05) vertraglich geregelt ist. Bei ein bis zwei Einsätzen täglich, ohne sonstige Bezugspersonen, muss daher genauer hinterfragt und ermittelt werden.

In beiden Einrichtungsarten ist der Zeitdruck sehr hoch. Der nächste Bewohner klingelt bereits, und der nächste Patient hätte schon vor 15 Minuten vom Pflegedienst versorgt werden sollen. Die Personaldecke ist oftmals sehr knapp.

Bei der Brisanz des Themas und den zu erwartenden Folgeschäden einer Malnutrition (Mangel- bzw. Fehlernährung) müssen einfache und leicht zu handhabende Systeme zur kontinuierlichen Risikoermittlung in jeder Einrichtung festgelegt und angewandt werden. Zu den aussagekräftigen Verfahren zählen die Ermittlung des Body-Mass-Index (Berechnungsmethode für Über- bzw. Untergewicht) und die Anwendung des Mini Nutritional Assessment (Methode zur Feststellung einer Mangelernährung). Letzteres scheint sich in der Praxis durchzusetzen, ist aber nicht das einzige Verfahren auf dem Markt.

2.8.1 Body-Mass-Index (BMI)

Mit dem BMI lässt sich das Über- bzw. Untergewicht eines Patienten/Bewohners berechnen. Dafür wurden vom National Research Council (USA) Normwerte festgelegt, die auch das

Lebensalter berücksichtigen. Mit zunehmendem Alter verändern sich Körpergröße und Körpergewicht. Höhere BMI-Werte im Alter werden daher als wünschenswert betrachtet.

Reminder!
BMI-Formel: Körpergewicht in kg: (Körpergröße in m)^2

Gerade bei älteren Menschen ist der Gewichtsverlauf ein wichtiger Parameter für ein eventuelles Ernährungsrisiko. Bei unbeabsichtigtem Gewichtsverlust gilt es festzustellen, in welcher Zeit wie viel abgenommen wird. Man spricht von bedeutenden Gewichtsverlusten, wenn:

- 2 % in einer Woche abgenommen wird
- 5 % in einem Monat abgenommen wird
- 7,5 % in drei Monaten abgenommen wird
- 10 % in sechs Monaten abgenommen wird

(MDS, 2003, S. 48).

Die Ermittlung des Gewichtsverlaufs ist nicht immer einfach. Bei bettlägerigen Personen stellt die Berechnung des BMI ein großes Problem dar. Zudem befindet sich gerade in der häuslichen Umgebung nicht immer eine Waage. Sollte dennoch eine vorhanden sein, gehören diese mitunter zu den Modellen der ersten Stunde, und Ungenauigkeiten sind dann nicht mehr auszuschließen.

Der BMI lässt sich schlecht oder gar nicht berechnen, wenn:

- Immobilität vorliegt,
- ein Patientenlifter in der häuslichen Umgebung nicht vorhanden oder nicht einsetzbar ist,
- eine Amputation erfolgte (MDK-Anleitung zur Prüfung der Qualität, 2005, S. 41).

Quick-Tipp!
BMI Tabellen kann man kostenlos z. B. bei der Firma ABBOTT beziehen.
Lässt sich ein BMI überhaupt nicht ermitteln, kann die Anwendung des Mini Nutritional Assessment (MNA) hilfreich sein. Natürlich lässt sich dieses Erhebungsverfahren auch ergänzend einsetzen (vgl. Kap. 2.8.2).

Reminder!
Der BMI sollte in ambulanten und stationären Pflegeeinrichtungen mindestens einmal monatlich berechnet werden (MDS, 2003, S. 48) und bei entsprechendem Bedarf natürlich häufiger.

2.8.2 Mini Nutritional Assessment (MNA)

Das MNA dient der Ernährungsbeurteilung älterer Menschen. Es stellt eine einfache und schnell anwendbare Methode dar. Dieser einseitige Fragebogen hat den Vorteil, dass er nicht zwingend vollständig ausgefüllt werden muss. Mit nur sechs Fragen lässt sich bereits ermitteln, ob es sich um eine »normale« Ernährung oder um Anzeichen einer Mangelernährung handelt. Sollte ein Risiko bestehen, ist es sinnvoll, den Bogen dann komplett anzuwenden.

Quick-Tipp!
Erhältlich ist der MNA über www.nutrinews.de. Unter der kostenlosen Servicenummer 08 00/100 16 35 können Sie wiederum kostenlos Protokolle zur Ernährungs- und Flüssig-

keitsdokumentation bestellen. Das MNA sollte jeweils bei der Aufnahme eines Bewohners/Patienten ermittelt werden und danach in regelmäßigen Abständen. Vorstellbar wäre ein Zeitraum von drei Monaten und natürlich immer bei Bedarf.

2.8.3 Nahrungsverweigerung

Nicht selten lehnen Pflegebedürftige die Nahrungsaufnahme ohne erkennbaren Grund ab. Warum das so ist, wird nicht immer evaluiert. Wenn Pflegende es mit einer Nahrungsverweigerung zu tun haben, stehen sie vor gravierenden Problemen. Nicht nur die Sorgfaltspflicht, Durchführungsverantwortung und Haftbarkeit machen dem Mitarbeiter zu schaffen, sondern auch die Hilflosigkeit, mit der Pflegende miterleben müssen, dass trotz guten Zuredens und Anbietens diverser Lieblingsspeisen der Erfolg einfach ausbleibt.

Gerade in einer solchen Situation ist es von enormer Wichtigkeit, die individuellen Ursachen heraus zu finden und alle Teilbereiche, die in Zusammenhang mit dem Ernährungszustand stehen, exakt zu dokumentieren:

- Welche Essgewohnheiten liegen vor?
- Welche Abneigungen sind vorhanden?
- Gibt es Lieblingsspeisen?
- Wird der BMI ermittelt?
- Wird ein *Mini Nutritional Assessment* eingesetzt?
- Wird der Hausarzt informiert?
- Wird ein Ernährungsprotokoll/-kontrollblatt eingesetzt?

2.8.4 Ernährungsprotokoll

Das Führen eines Ernährungsprotokolls beziehungsweise eines Ernährungskontrollblattes bietet einen genauen Überblick über die Ernährungssituation. Dokumentiert werden in der Regel die festgelegte Kalorienanzahl und die tatsächlich aufgenommene Nahrungsmenge: Halbe Portionen, ganze Portion, usw. Man erhält einen Nachweis über angebotene und verabreichte Nahrung und kann die Nahrungsmenge laut Aussage des Pflegebedürftigen und/oder der Bezugsperson dokumentieren.

Wie auch bei der Flüssigkeitsversorgung ist das Pflegepersonal angehalten, bei Pflegebedürftigen sachgerecht mit Einschränkungen in der selbstständigen Nahrungsaufnahme umzugehen. Das heißt: Der Ernährungszustand wird regelmäßig ermittelt, entsprechend dokumentiert und im Bedarfsfall dem Arzt und der Pflegekasse mitgeteilt. Dies ergibt sich aus den jeweiligen Rahmenverträgen und dem SGB XI. Vorausgesetzt wird ein fachlich fundiertes Wissen auf Basis der entsprechenden wissenschaftlichen Erkenntnisse.

Sinnvoll wäre die Schulung aller Pflegekräfte im Hinblick auf folgende Fragen:

- Wie ermittelt man den Ernährungszustand?
- Wie lassen sich mögliche Ursachen einer Mangelernährung ermitteln?
- Wann spricht man von einer Mangelernährung?
- Welche Folgen können sich daraus ergeben?
- Welche Maßnahmen müssen erfolgen?
- Welche prophylaktischen Möglichkeiten ergeben sich bei Anzeichen einer Mangelernährung?
- Wie wird das dokumentiert?

Häufig auftretende Fehler beim Umgang mit dem BMI und dem Ernährungskontrollblatt sind:

Der BMI wird nicht ermittelt Der BMI wird genutzt, um Gefährdungssituationen im Rahmen der Ernährung rechtzeitig zu erkennen. Regelmäßige Messungen sind zwingend erforderlich, um bei auffälligen Veränderungen Ursachenforschung zu betreiben und entsprechende Interventionen festzulegen. Er ist also ein wichtiges Präventionsinstrument, dessen Messwerte nicht älter als vier Wochen sein sollten und die aus der Pflegedokumentation ersichtlich sein müssen. Üblicherweise wird der BMI im Vitalwerteblatt festgehalten.

Bei der dokumentierten Sondennahrung ergibt sich eine kalorische Unterversorgung Die Ernährungstherapie obliegt in der Regel dem zuständigen Hausarzt. Um einen umfangreichen Überblick zu erhalten und um eine gezielte Prävention und Behandlung zu erreichen, ist eine enge Zusammenarbeit zwischen Pflegenden und Arzt sowie allen involvierten Bezugspersonen erstrebenswert. Pflegekräfte sollten unterstützend tätig werden. Im Alten- beziehungsweise Pflegeheim ist eine ergänzende Zusammenarbeit mit der Küche erforderlich. Sinnvoll wäre auch eine Festlegung des täglichen Kalorienbedarfs, so dass eine Überprüfung anhand der verabreichten Sondennahrung erfolgen kann.

2.9 Freiheitsentziehende Maßnahmen

Wie oft passiert so etwas im Alltag? Die Angehörigen bitten darum, nach dem Verlassen der Wohnung sicherheitshalber die Türe abzuschließen. Die Pflegeperson hat ein unsicheres

Gefühl beim bettlägerigen Bewohner und macht lieber mal das »Bettgitter« hoch, um ein Herausfallen zu vermeiden. Herr X kann endlich im Rollstuhl sitzen, und umständehalber wird der Steck- bzw. Therapietisch angebracht. Das alles sind freiheitsentziehende Maßnahmen.

Ist der Pflegebedürftige in der Lage, die Situation voll einzuschätzen, kann man, sein Einverständnis vorausgesetzt, die Türe abschließen, das Bettgitter hochziehen und den Steck- bzw. Therapietisch anbringen. Diese Vorgehensweise sollte in der Pflegedokumentation festgehalten werden. Vorteilhaft wäre es, sich dies schriftlich vom Patienten/Bewohner bestätigen zu lassen. Die Einwilligung bezieht sich dann auch nur auf die jeweilige Situation und kann jederzeit widerrufen werden.

In allen anderen Fällen bedarf es einer vormundschaftsgerichtlichen Genehmigung. Dies kann natürlich eine Weile dauern. Für einige Stunden ist es jedoch auch möglich, eine Fixierung ohne richterliche Genehmigung durchzuführen, nämlich dann, wenn diese zum Schutz bei akuter Selbstgefährdung notwendig wird und keine Alternativen greifen. Hierbei ist die Frist laut § 128 Strafprozessordnung einzuhalten. In diesen besonderen Fällen ist der Arzt unbedingt einzubeziehen, und die entsprechenden Maßnahmen sind festzuhalten.

Reminder!
Handelt es sich bei den Pflegebedürftigen um völlig bewegungsunfähige Personen, so gilt z. B. das Hochziehen des Bettgitters nicht als freiheitsentziehende Maßnahme, da eine Fortbewegung überhaupt nicht möglich ist (MDK-Anleitung zur Prüfung der Qualität, 2005, S. 41; 90).

Quick-Tipp!
Fachgerechter Umgang mit freiheitsentziehenden Maßnahmen bedeutet:
1. Notwendigkeit klären,
2. Alternativen prüfen,
3. Entscheidung treffen,
4. Lückenlos dokumentieren (Anlass, Dauer, Maßnahme...),
5. Informationsweitergabe.

Häufig auftretende Fehler beim Umgang mit freiheitsentziehenden Maßnahmen sind:

Die Anwendung eines Bettgitters oder das Abschließen der Wohnungstüre ist nicht dokumentiert Freiheitsentziehende Maßnahmen müssen in jedem Falle aufgeführt werden. Idealerweise könnte das Thema in die Pflegeplanung aufgenommen werden. Mit den Eintragungen im Pflegebericht oder auf dem Dokumentationsformular für freiheitsentziehende Maßnahmen können Verlauf, Akzeptanz und ggf. Veränderungen der Situation beschrieben werden.

Praxis-Check – Bettgitter rauf – Bettgitter runter
In der Ambulante Hauskrankenpflege ProCura GbR herrscht Uneinigkeit darüber, ob jede einzelne Maßnahme: »Bettgitter hoch – Bettgitter runter« der detaillierten Eintragung mit Datum, Uhrzeit, Handzeichen bedarf, oder ob die schriftliche Einwilligung bzw. der richterliche Beschluss ausreichen.

In der Regel ist es so: Geschieht z. B. die Benutzung des Bettgitters auf ausdrücklichen Wunsch eines einsichtsfähigen Kunden, so ist sein Wunsch in der Pflegedokumentation zweifelsfrei festzuhalten. Besser wäre jedoch das Vorhandensein einer schriftlichen Einwilligung. Erst dann entfallen die permanenten Eintragungen bzgl. des Hoch- und Herunterlassen eines Bettseitenaufrichters.

2.10 Leistungsnachweise im ambulanten Bereich

Nach den vertraglichen Bestimmungen mit den Krankenkassen (Rahmenverträge §§ 132, 132a SGB V) sind Eintragungen in den Leistungsnachweis absolut verpflichtend und erfolgen grundsätzlich nach jeder Durchführung. Es dürfen keine Eintragungen vorweg genommen werden. Es werden nur erbrachte Leistungen mit entsprechendem Handzeichen abgezeichnet. Abweichungen von der Pflegeplanung werden grundsätzlich nicht auf dem Leistungsnachweis dokumentiert, sondern im Pflegebericht festgehalten. Die Leistungsnachweise müssen am Monatsende mit dem letzten Einsatz vom Patienten unterschrieben mit ins Büro gebracht werden.

Häufig auftretende Fehler beim Ausfüllen des Leistungsnachweises sind:

Die vertraglichen Regelungen werden nicht beachtet Trotz der vertraglichen Regelungen mit den Krankenkassen werden häufig maschinell erstellte Leistungsnachweise eingereicht, die weder die Art der Leistung noch das Handzeichen enthalten.

Die Kassen behalten sich inzwischen vor, alle Rechnungen, die nicht in vollem Umfang den vertraglichen Ansprüchen genügen, unbeglichen an den Pflegedienst zurück zu schicken.

Reminder!
Die Leistungsnachweise haben laut Krankenkassen folgende Mindestinhalte aufzuweisen:

- Name des Patienten,
- Geburtsdatum,
- Krankenversicherungsnummer,
- IK-Nummer und Anschrift des Pflegedienstes,
- Datum, Uhrzeit und Art der Leitungserbringung,
- Handzeichen der leistungserbringenden Pflegekraft,
- Datum und Unterschrift des Patienten.

Freie Felder im Leistungsnachweis Freie Felder im Leistungsnachweis können bedeuten, dass eine Leistung entweder nicht erbracht wurde, oder dass nur vergessen wurde, sie einzutragen. Nicht abgezeichnete Leistungen können aber grundsätzlich nicht abgerechnet werden. Das Vergessen von Eintragungen im Leistungsnachweis kann sich langfristig sehr negativ auf die Wirtschaftlichkeit der Einrichtung ausüben.

Sollten bestimmte Leistungen nicht erbracht worden sein, so bleibt das Feld nicht frei, sondern wird in der Regel mit einem Schrägstrich (»/«) gekennzeichnet. So kann die PDL am Monatsende leichter ersichtlich machen, ob eine Leistung nicht erbracht wurde, oder ob unter Umständen »nur« vergessen wurde, die Leistung einzutragen und abzuzeichnen. Zusätzlich erfolgt ein Vermerk im Pflegebericht.

2.11 Pflegeanamnese

Die Pflegeanamnese bildet sozusagen die Grundlage für die Erstellung von Pflegediagnosen (vgl. Kap. 1.4) und die Basis für die Erarbeitung einer Pflegeplanung. Wie schon in Kapitel 1 erwähnt, handelt es sich um die Ermittlung von Problemen und Ressourcen zur Feststellung, inwieweit Hilfestellung erforderlich ist und in welchem Umfang sie geleistet werden muss. Damit man nicht unsystematisch Informationen sammelt, bedient man sich hierbei eines Pflegemodells, welches bereits Kriterien enthält, die den Grundbedürfnissen des Menschen entsprechen.

Schwierigkeiten bereiten oft die Unterteilungen: bedingt selbstständig und teilweise unselbstständig (vgl. Kap. 2.11.1 und 2.11.2).

2.11.1 Bedingt selbstständig

Der MDS hat für das gesamte Bundesgebiet verbindliche Richtlinien zur Begutachtung der Pflegebedürftigkeit nach SGB XI entwikkelt. Somit erfolgen die Einstufungen nach gleichen Vorgaben.

Bedingt selbstständig bedeutet:

Die persönlichen Fähigkeiten sind eingeschränkt. Der Pflegebedürftige bewältigt alle Verrichtungen, aber unter Zuhilfenahme von Hilfsmitteln bzw. Hilfsmittelvorrichtungen. Es wird mehr Zeit zur Ausführung der Verrichtung benötigt und es kostet mehr Mühe (Medizinischer Dienst der Spitzenverbände der Pflegekassen zur Begutachtung von Pflegebedürftigkeit nach dem XI. Buch des Sozialgesetzbuches Begutachtungs-Richtlinien-BRi, 2001, S. 25).

Tab. 12: Beispiel für »bedingt selbstständig«

Beispiel	**AEDL: »essen und trinken«**
Problem inkl. Pflegediagnose und PESR	Selbstversorgungsdefizit bei der Ernährung: Fr. W. kann auf Grund ihrer Hemiparese links ihr Brot nicht mehr selber streichen.

Beispiel	AEDL: »essen und trinken«
	Sie kann die Scheibe nicht festhalten und gleichzeitig Butter auftragen, ohne dass das Brot wegrutscht. Das macht sie wütend, und sie fühlt sich hilflos.
Ressource	Fr. W. kann mit der rechten Hand noch Tätigkeiten ausführen.
Pflegeziel	Förderung der Eigenständigkeit innerhalb der nächsten vier Wochen.
Maßnahme	Bereitstellung von Spezialfrühstücksbrett und Spezialbesteck.
Evaluation	Fr. W. kann mit Hilfe der besonderen Esshilfen ihr Frühstück wieder selbstständig zubereiten. Es dauert zwar alles deutlich länger, aber sie ist sehr zufrieden und fühlt sich unabhängiger.

2.11.2 Teilweise unselbstständig

Teilweise unselbstständig bedeutet:
Auch hier sind die persönlichen Fähigkeiten zur selbstständigen Versorgung beziehungsweise Verrichtung von Tätigkeiten eingeschränkt. Der Pflegebedürftige kann jedoch die einzelnen Tätigkeiten nur noch unvollständig ausführen. Es wird eine weitere Person benötigt, die anleitet und beaufsichtigt. Die Hilfsperson übernimmt teilweise die Vorbereitung und Durchführung von Maßnahmen (Medizinischer Dienst der Spitzenverbände der Pflegekassen zur Begutachtung von Pflegebedürftigkeit nach dem XI. Buch des Sozialgesetzbuches Begutachtungs-Richtlinien-BRi, 2001, S. 25).

Tab. 13: Beispiel für »teilweise unselbstständig«

Beispiel	AEDL: »essen und trinken«
Problem inkl. Pflegediagnose und PESR	Selbstversorgungsdefizit bei der Ernährung: Fr. W. kann sich auf Grund ihrer Hemiparese links und des schlechteren Allgemeinzustandes ihr Frühstück und Mittagessen nicht mehr komplett alleine zubereiten. Sie ist morgens und mittags kraftlos und kann ihre Esshilfen nicht mehr umfangreich nutzen.
Ressourcen	Fr. W. fühlt sich abends kräftiger und bereitet sich ihr Abendbrot selber zu. Fr. W. kann mit der rechten Hand noch Tätigkeiten ausführen. Fr. W. kann Hilfe annehmen.
Pflegeziel	Mahlzeiten sind täglich organisiert. Ressourcen werden tgl. in die Versorgung einbezogen.
Maßnahme	Tägliche Hilfestellung bei der Vor- und Zubereitung des Frühstücks durch die Pflegekraft. Täglich Essen auf Rädern durch die Firma XX.
Evaluation	Fr. W. kommt mit der Unterstützung und Hilfestellung durch eine Betreuungsperson gut zurecht. Ihre Ressourcen werden genutzt, und sie hat ihre regelmäßigen Mahlzeiten. Die volle Übernahme der Verrichtung ist weiterhin nicht gegeben.

> **Reminder!**
> Sollten Tätigkeiten vollständig von der Pflegekraft übernommen werden, verweisen Sie im Pflegetagebuch und gegenüber dem Sachverständigen immer darauf.

Häufig auftretende Fehler beim Ausfüllen der Pflegeanamnese sind:

Es findet keine komplette Erhebung der Pflegeanamnese statt
Häufig werden die einzelnen Kriterien des Pflegemodells nicht komplett behandelt. Insbesondere beim AEDL-Pflegemodell werden meistens die Bereiche: »*Mit existentiellen Erfahrungen des Lebens umgehen können*«, »*sich als Mann/Frau fühlen*«, »*Für Sicherheit sorgen*« und »*soziale Bereiche des Lebens sichern*« ausgespart.

Unter Umständen haben die Mitarbeiter Probleme mit dem Pflegemodell. Wenn eine umfangreiche Schulung nicht hilft, ist es vielleicht nicht das richtige Modell für die Einrichtung.

> **Reminder!**
> Fälschlicherweise wird oft gesagt, dass der MDK das AEDL-Modell vorschreibt. Das stimmt so jedoch nicht. Es wird mitunter zwar gerne gesehen, aber Sie können selbstverständlich wählen zwischen Juchli, Henderson, Orem usw.

Es gibt keine konkrete Aussage darüber, in welchem Zeitraum eine Pflegeanamnese erstellt sein muss. Aus fachlicher Sicht muss der Zeitkorridor aber sinnvoll auf die prozessgesteuerte Pflege abgestimmt sein. Die Ermittlung von Problemen, Wünschen und Gewohnheiten soll zügig erfolgen. In der Praxis hat sich eine Erhebung innerhalb der ersten sieben Tage nach Aufnahme bewährt. Sie kann jedoch nie als abgeschlossen bezeichnet werden, da sie ein kontinuierlicher Prozess ist. Wie bei der Pflegeplanung auch, wird die Pflegeanamnese bei gravierenden Veränderungen überarbeitet und ansonsten in festgelegten Zeitabständen evaluiert.

2.12 Pflegebericht im SGB XI und SGB V

Der Pflegebericht ist ein wesentlicher Bestandteil der Pflegedokumentation. Der Pflegeprozess muss so nachvollziehbar sein, dass ein aktuelles und lückenloses Bild über den gesundheitlichen Zustand und die pflegerische Versorgung des Pflegebedürftigen entsteht. Außerdem sollte die Pflegeentwicklung erkennbar sein. So können die Kollegen in die Lage versetzt werden, die Patientenversorgung ohne Informationsdefizite durchzuführen.

Für viele Mitarbeiter ist das Schreiben in den Pflegebericht eine echte Qual und eine Herausforderung, der sich kaum einer mehr wirklich stellen möchte. Schließlich gibt es auch nicht immer etwas zu berichten. Jeder Tag ist gleich, und es gibt Zeiten, da findet wenig Entwicklung statt. Zudem macht die immer gleiche Erbringung von Leistungen ein wenig »versorgungsblind«.

Viele Versorgungsmaßnahmen werden von Pflegepersonen selbst gar nicht mehr wahrgenommen, weil sie zu alltäglich sind. Häufig finden sich Aussagen wie: »Heute geduscht«, »Medikamente verabreicht« und »heute Besuch gehabt« im Pflegebericht. Doch im Pflegealltag wird viel mehr geleistet: Motivierung, Aktivierung, Validation, Krankenbeobachtung, unterschiedlichste Beratungen, Anleitung und Schulung von Patienten/Bewohnern und deren Angehörige, Organisation von

Hilfsmitteln, Arztbesuchen und noch vieles mehr. Dies sind alles Dienstleistungen, die es wert sind, im Pflegebericht erfasst zu werden.

Auch der Verlauf und die Wirkung der Pflege bieten ein enormes Dokumentationspotenzial. Damit aber die Aussagen im Pflegebericht über die Bemerkungen »Pat. geht es gut« oder »keine besonderen Vorkommnisse« hinausgehen, ist es ratsam, sich immer wieder mit den Grundlagen der Pflegeprozessarbeit und der Führung einer Pflegedokumentation vertraut zu machen.

Nach wie vor besteht Unsicherheit darüber, was genau dokumentiert werden soll. Was ist zu tun, wenn immer nur das Gleiche geleistet wird? Sollen organisatorische Belange dokumentiert werden? Muss wirklich nach jedem Einsatz eine Eintragung erfolgen und wie umfangreich müssen die Eintragungen sein? Was ist im Rahmen der Behandlungspflege zu dokumentieren? Denn bei der täglichen Verabreichung von Medikamenten ergeben sich kaum Anhaltspunkte für den Pflegebericht.

Ziel des Pflegeberichtes ist es, den Gesundheits- und Pflegeverlauf eines Bewohners/Patienten genau zu dokumentieren sowie das allgemeine Befinden und Besonderheiten aufzuführen.

Im Pflegebericht sollten folgende Eintragungen obligatorisch sein:

- Abweichungen von der Pflegeplanung,
- Veränderungen des Patienten/Bewohners,
- Konsequenzen von Ergebnissen und Ermittlungen,
- Fortschritte des Patienten/Bewohners,
- Einsatz neuer oder weiterer Hilfsmittel,
- Ergebnisse der Pflege,
- Transfer mit zwei Personen,

- erhöhter Pflegeaufwand,
- organisatorische Informationen.

Praxis-Check – Ach, meine Kollegin kann ja was eintragen ...
Im Qualitätszirkel der Seniorenresidenz Sonnenschein gGmbH haben QMB, Leitungskräfte und Pflegemitarbeiter in Abstimmung mit der Geschäftsführung beschlossen, auf die täglichen Eintragungen im Pflegebericht zu verzichten. Gestärkt fühlten sie sich hierbei auch durch die neue MDK-Prüfanleitung und freuten sich über die bevorstehende Entbürokratisierung. Nach drei Monaten wurde überprüft, wie denn alle mit der neuen Vorgehensweise zurecht kamen.

Die Gesichter waren eher betrübt, und die Wohnbereichsleitung ausgesprochen verärgert. Was war passiert?

Kaum einer der Pflegemitarbeiter fühlte sich noch für die regelmäßigen Eintragungen verantwortlich. Gemäß dem Motto: »Ach, kann ja mein Kollege in der nächsten Schicht etwas eintragen«, wurde am Ende oft über eine Woche lang gar nichts mehr eingetragen. Wesentliche Informationen waren nun nicht mehr dokumentiert.

Eine nähere Befragung der Mitarbeiter ergab keine vernünftigen Anhaltspunkte für dieses Verhalten. Nach weiteren drei Monaten der Lockerung gab es kaum Fortschritte. Am Ende wurden alle wieder verpflichtet, täglich eine Eintragung vorzunehmen. Seither funktionierte es auch wieder.

Nicht immer kommen Mitarbeiter mit solchen Arbeitserleichterungen gut zurecht. Wenn nicht ganz klar geregelt ist, wer, wann, was zu tun hat, laufen die Dinge manchmal aus dem Ruder.

Quick-Tipp!
Tägliche Eintragungen in den Pflegebericht sind, sofern keine Besonderheiten vorliegen, nicht mehr notwendig. Die Eintragungen müssen allerdings einen lückenlosen Verlauf widerspiegeln.
Um eine Mehrfachdokumentation zu vermeiden, werden keine Angaben getätigt, die bereits in der Pflegeplanung oder im Durchführungsprotokoll beschrieben sind.
Bei Personen mit Weglauftendenz empfiehlt sich vielleicht auch die tägliche Dokumentation der Bekleidung, um im Notfall genaue Angaben gegenüber der Polizei tätigen zu können.

Dokumentation der Behandlungspflege im Pflegebericht
Das Führen des Pflegeberichtes bei reiner Behandlungspflege ist wirklich nicht einfach. Wenn seit Jahren nur die Insulinspritzen verabreicht werden, fällt es recht schwer, eine entsprechende Aussage zu treffen, außer: »Patient geht es gut« oder »Injektion verabreicht«. Im Wundmanagementprotokoll können immerhin regelmäßige Wundbeschreibungen erfolgen.

Bei der Behandlungspflege könnten aber neben den üblichen Abweichungen und Änderungen der ärztlichen Anordnung, Bezug genommen werden zur:

- Verträglichkeit neuer Medikamente oder Infusionen,
- Erfolg oder Misserfolg neuer Therapiemaßnahmen:
  - neues Insulinpräparat,
  - neues Schmerzmittel,
  - Anwendung einer höheren Kompressionsklasse bei Kompressionsstrümpfen,
- Beschreibung der PEG-Eintrittsstelle oder Portanlage,
- Beschreibung der Eintrittsstelle des suprapubischen Katheters,

- Verträglichkeit der Sondennahrung,
- Nebenwirkungen (z. B. allergische Reaktionen),
- spezielle Krankenbeobachtung.

> **Reminder!**
> Der Pflegebericht beschreibt, wie es tatsächlich ist.

Häufig auftretende Fehler beim Umgang mit dem Pflegebericht sind:

Eintragungen spiegeln den Pflegeverlauf nicht wider Einträge wie: Keine Besonderheiten; alles o. B.; alles okay; Pflege nach Plan; nichts Neues usw. enthalten keine Aussagekraft. Es ist eine unnötige Dokumentationsart und ein unnötiger Zeitfresser. Auch die regelmäßige Information: »Frau XY hat Stuhlgang gehabt«, kann sicher entfallen, da dies bereits im entsprechenden Dokumentationsformular vermerkt ist.

Vielmehr könnten die Aussagen in Tabelle 14 getroffen werden.

Tab. 14: Formulierungsbeispiele für den Pflegebericht

Stichpunkte	Aussagen
Aktivierende Pflege	Fr. XX ist heute zum ersten Mal alleine ins Bad gegangen...
Allgemeinzustand	Fr. XX ist heute wieder recht schwach, und jede Bewegung ist sehr belastend für sie ...
Anleitung der Patientin	Fr. XX konnte heute nach Anleitung den Pulli anziehen ...

Stichpunkte	Aussagen
Ergebnisse der Kontrollen	PEG-Eintrittstelle reizlos ...
Hautzustand	weiterhin intakte Haut ...
Hilfsmittel	Fr. XX kommt mit der Anwendung des Rollators gut zurecht. Sie hat keine Angst mehr zu stürzen.
Krankenbeobachtung	Fr. XX ist heute sehr kurzatmig ...
Pflegeziele	Fr. XX kann sich jetzt das Gesicht selbst waschen, somit ist unser Pflegeziel erreicht ...
Probleme, die sich aus der Pflege ergeben	Fr. XX war heute im Bewegungsablauf verlangsamt ...
vorhandene Ressourcen	Fr. XX hat heute gut mitgearbeitet ...

Empfehlenswert ist immer, einen Bezug zur Pflegeplanung bzw. zu den ATLs oder AEDLs herzustellen. In der Regel werden in den Pflegeplanungen 3 bis 7 Probleme aus dem jeweiligen Pflegemodell erfasst. Der Pflegebericht könnte so geführt sein, dass kontinuierliche Eintragungen zu einem der aufgeführten Pflegeprobleme erfolgt. Somit kann ein umfassender Bezug zur Pflegeplanung und Pflegeprozessarbeit hergestellt werden.

2.13 Pflegeplanungsblatt

Pflegeplanungen werden immer noch recht stiefmütterlich behandelt. Keiner schreibt sie gerne, und vielfach schaut kaum ein Mitarbeiter hinein. Warum eigentlich? Bietet sie doch alle relevanten Hinweise, die zur Versorgung der Patienten/Bewohner benötigt werden.

Zum einen fällt das kurze, aber dennoch präzise Formulieren schwer, zum anderen fehlen das entsprechende Fachwissen und die Übung.

Es gibt Pflegeeinrichtungen, in denen alle Elemente des Pflegemodells behandelt werden müssen, egal, ob dort ein Problem besteht oder nicht. Oder es werden Ziele und Maßnahmen für die Ressourcen formuliert. Wenn man das am Beispiel AEDL *Kommunizieren* festmacht, stellt sich die Frage: Welchen Sinn macht die Festlegung von Zielen und Maßnahmen der Ressource »kommunizieren«, wenn jemand sehen, hören und sprechen kann? Darauf sollte nicht nur aus fachlichen Gründen, sondern auch im Hinblick auf die Wirtschaftlichkeit verzichtet werden.

Es gibt auch Einrichtungen, die eine Pflegeplanungsbeauftragte haben. Sie muss für alle in Frage kommenden Pflegebedürftigen die Planungen formulieren, schreiben, evaluieren und anpassen. Darüber werden sich sicher die meisten Kollegen freuen. Aber zum einen verhindert es die Auseinandersetzung mit dem Pflegeprozessinstrument, und zum anderen sinken sowohl das Verantwortungsbewusstsein als auch der Teamgeist.

Reminder!
Die Pflegeplanung beschreibt, wie es werden soll (vgl. Kap. 1.3.4).

2.13.1 Anforderungen an eine fachgerechte Pflegeplanung

Vielleicht kennen Sie das Problem. Sie waren zu einer Fortbildung zum Thema: »Pflegedokumentation und Pflegeplanung« und haben viele wertvolle Informationen erhalten. Hoch motiviert beginnen Sie Ihre Arbeit. Nun kommt Ihr Schüler und erzählt, dass er das in der Schule aber ganz anders gelernt hat. Um mehr Sicherheit zu erlangen, ziehen Sie die MDK-Anleitung zur Prüfung der Qualität nach §§ 112, 114 SGB XI und die MDS Grundsatzstellungnahme: »Pflegeprozess und Pflegedokumentation« hinzu. Sie bieten eine umfangreiche Orientierungshilfe.

2.13.2 Prophylaxen und Pflegestandards

Prophylaxen und Pflegestandards werden eher selten in der Pflegedokumentation aufgeführt. Prophylaxen werden »so nebenbei« gemacht und nicht weiter aufgeführt, und Pflegestandards finden in der Praxis nach wie vor kaum Anhänger. Prophylaxen dienen der Gesundheitsvorbeugung und sind gerade im Hinblick auf Dekubitusentwicklung eine ernst zu nehmende Maßnahme, die unbedingt der Dokumentation bedarf. Pflegestandards erleichtern generell das Arbeiten und reduzieren das Dokumentationsverfahren.

Quick-Tipp!
Bei den Eintragungen in die Pflegeplanung sollten folgende Anhaltspunkte berücksichtigt werden:

- Pflegeplanungen werden nur für die vereinbarten Leistungen erbracht.
- Die Problembeschreibung erfolgt unter Benennung der Selbstpflegedefizite, Fähigkeiten, Fertigkeiten und Potenziale.
- Sie sollten nach Prioritäten festgelegt sein.
- PESR sollte Anwendung finden (vgl. Kap. 1.4).
- Pflegeziele sollen die zu erreichenden Ergebnisse festlegen.

- Sie dienen als Maßstab für die Beurteilung der Wirksamkeit von Pflegemaßnahmen.
- Die Festlegung der Pflegemaßnahmen dient der Problemlösung im Hinblick auf das festgelegte Ziel.
- Die Wünsche und Bedürfnisse von Pflegebedürftigen und Bezugspersonen sollen einbezogen werden.
- Schnittstellenübergreifende Berufsgruppen sollten ebenfalls in die Pflegeintervention aufgenommen werden.
- Pflegemaßnahmen sollen die »W-Fragen«: Wer, was, wann, wo, wie oft und womit beschreiben.
- Die Einbeziehung von Pflegestandards ist sinnvoll.
- Medizinische Diagnosen stellen grundsätzlich nicht das Problem dar, sondern sind i. d. R. die Ursache für das vorhandene Problem.

Häufig auftretende Fehler beim Umgang mit der Pflegeplanung sind:

Ressourcen sind nicht aufgeführt oder nicht bekannt Ressourcen erkennt man nicht immer auf Anhieb. Sie bedürfen eines geschulten Auges und erfordern gezielte Beobachtung:

»Ne, Frau W. hat schon lange keine Ressourcen mehr. Die kann doch nix mehr«. Und Herr B., »seit er voll bettlägerig ist, kann er doch auch nichts mehr selber machen«. So oder ähnlich sind die Überlegungen, wenn es um die Feststellung der Ressourcen geht. Diese werden überwiegend nur mit den Fähigkeiten gleichgesetzt, die ein Pflegebedürftiger noch hat. Was kann Frau W. noch? Offensichtlich nichts mehr. Es gibt aber noch mehr Möglichkeiten. In den meisten Fällen sind Ressourcen durchaus noch vorhanden, man muss nur lernen, sie wahrzunehmen.

Wie in Kapitel 1 beschrieben, zählen unter anderem die Angehörigen, die Hilfsmittel, das Wissen um etwas und die

Motivation dazu. Das macht es leichter, vorhandene Fertigkeiten und Potenziale zu erkennen.

Ressourcen wirken sich auf Ziele und Maßnahmen aus. Sie beeinflussen den Genesungsprozess und unterstützen das Selbstwertgefühl. Mit der Einbeziehung von Ressourcen lässt sich aktivierende Pflege gezielter umsetzen.

In der ambulanten Pflege ist man auf Angehörige eher angewiesen als im stationären Bereich. Sie unterstützen und pflegen in Zeiten, in denen der Pflegedienst nicht zur Stelle ist. Ihre Bereitschaft zur aktiven Teilnahme an der pflegerischen Versorgung macht sie selbst nicht mehr so hilflos, und ihre Anwesenheit kann kleine und große Fortschritte bewirken. Dabei sollte jedoch die individuelle Situation berücksichtigt werden, denn nicht immer sind Angehörige eine Ressource, sondern können gelegentlich auch schon mal ein Problem darstellen.

Hilfsmittel fördern die Eigenständigkeit der Betroffenen und können präventiv eingesetzt werden. Ein Hörgerät verhilft zur Kommunikation und bewirkt Unabhängigkeit. Eine Wechseldruckmatratze kann einen Dekubitus verhindern.

Motivationsfaktoren werden meistens nicht erkannt beziehungsweise berücksichtigt. Fehlt die Motivation, kann eine aktivierende Pflege nur unter erschwerten Bedingungen stattfinden. Die Einstellung: »Ich zahle für die Grundpflege, also machen Sie das auch«, gibt es tatsächlich – ist aber recht selten.

Tab. 15: Beispiele für Ressourcen

	Beispiele für Ressourcen
Angehörige	Ehemann übernimmt die Makro- und Mikrolagerung.

	Beispiele für Ressourcen
Hilfsmittel	Durch die Akzeptanz des Hörgerätes kann Frau B. wieder am gesellschaftlichen Leben teilnehmen.
Motivation	Patient ist aufgeschlossen und zeigt große Lernbereitschaft.

Die W-Fragen finden in der Pflegeplanung keine Berücksichtigung

- Warum trinkt Frau W. nicht mehr ausreichend?
- Welche Ressourcen hat Frau W.?
- Wie viel soll Frau W. pro Tag trinken?
- Wer macht wann, was, wie oft?

Mit diesen Basisfragen lassen sich Pflegeplanungen viel leichter erstellen. Werden diese nicht beachtet, findet man häufig die in Tabelle 16 genannten Aussagen.

Tab. 16: Unzureichendes Pflegeplanungsbeispiel

Pflegeplanungsinhalte	AEDL: »essen und trinken«
Problem	Frau B. trinkt nicht genug.
Ziel	Ausreichende Flüssigkeitszufuhr.
Maßnahme	Bei jedem Einsatz zu trinken anbieten.

Das reicht leider nicht. Problem und Ursachen müssen präzise beschrieben sein. Die Einbeziehung von Pflegediagnosen kann, muss aber nicht erfolgen. Ressourcen müssen benannt sein.

Pflegeziele müssen messbar und überprüfbar sein, denn unter ausreichender Flüssigkeitszufuhr versteht jeder etwas anderes. Maßnahmen sollten, unter Einbeziehung der Begutachtungsparameter, aussagekräftig und verständlich formuliert beschrieben werden (vgl. Tab. 17).

Tab. 17: Soll-Pflegeplanungsbeispiel

Beispiel	AEDL: »essen und trinken«
Problem	Flüssigkeitsmangel. Frau B. trinkt aufgrund ihrer Vergesslichkeit nicht genug. Sie hat kein Durstgefühl mehr.
Ressource	Trinkt gerne, wenn man ihr zu trinken anbietet. Am liebsten trinkt sie Möhrensaft.
Ziel	Erhöhung der Flüssigkeitszufuhr von derzeit 800 ml auf 1000 ml täglich innerhalb der nächsten zwei Wochen.
Maßnahme	• Lieblingsgetränke bereithalten und bei jedem Einsatz anbieten. • Trinkfahrplan festlegen und Trinkprotokoll anlegen. • Angehörige beraten und einbeziehen. • Hautturgor 1 x täglich kontrollieren. • Beobachtung von evtl. Schluckstörungen bei jedem Einsatz.

Prophylaxen werden nicht erwähnt Dem Thema Prophylaxen wird generell sehr wenig Beachtung geschenkt, und in den Pflegeplanungen werden sie selten erwähnt.

Dem Pflegebericht oder Durchführungsprotokoll kann man mitunter entnehmen, dass zum Beispiel eine Dekubitus- oder

Pneumonieprophylaxe durchgeführt wurde. In den Pflegeplanungen fehlen jedoch zumeist Hinweise auf die Häufigkeit und genaue Durchführung. Wenn es Prophylaxestandards gibt, kann man innerhalb der Maßnahmenprozessplanung darauf verweisen. Sie müssen immer dem aktuellen Wissensstand der pflegerischen Erkenntnisse entsprechen und sollten nicht vernachlässigt werden.

Derzeit gibt es 12 gängige Prophylaxen Pflege (vgl. Tab. 18).

Tab. 18: Prophylaxen

Aspiration	Intertrigo	Soor-Parotitis
Dehydratation	Kontrakturen	Sturz
Dekubitus	Obstipation	Thrombose
Gewalt	Pneumonie	Zystitis

Soweit veröffentlicht, sollten die Prophylaxestandards auf den nationalen Expertenstandards basieren.

Neu ist die so genannte Dispositionsprophylaxe. Sie zählt mehr zur indirekten Pflege. Unter Dispositionsprophylaxe versteht man Maßnahmen der Hygiene. Gemeint ist hier die Vorbeugung beziehungsweise Verhütung von Infektionserkrankungen sowie die Erhaltung und Festigung der eigenen Gesundheit. Die Dispositionsprophylaxe dient der Gesundheitsförderung und hat zum Ziel, Abwehrkräfte und Fähigkeiten so zu stärken und zu kräftigen, dass eine Infektion vermieden oder das Infektionsrisiko reduziert werden kann.

Im Zeitalter von erhöhten Infektionsrisiken in Krankenhäusern, Kliniken, Altenpflegeeinrichtungen usw. treten nosokomiale Infekte, Norwalk like Virus, MRSA und viele mehr immer häufiger auf. Laut Expertenmeinungen geschieht dies nicht zuletzt auch durch mangelnde Personalhygiene und fehlerhafte Durchführung. Durch die Stärkung des Immunsystems sowie durch Immunisierung und Impfungen kann den Risiken gezielt entgegen gewirkt werden. Gesunde Ernährung und Entspannungstechniken zum Stressabbau treten in Pflegeeinrichtungen wieder in den Vordergrund. Die Dispositionshygiene erstreckt sich unter anderem auf die Bereiche des Infektionsschutzes, der Arbeitshygiene, Psychohygiene sowie der Erhaltung und Förderung der geistigen Gesundheit.

Im Rahmen des Risikomanagements könnte zum Beispiel die Dispositionsprophylaxe in Form eines Standards oder einer Richtlinie entwickelt werden.

Pflegehilfskräfte werden nicht in die Erstellung von Pflegeplanungen einbezogen Das Arbeiten mit dem Pflegeprozess setzt voraus, dass alle Pflegemitarbeiter, egal ob Fachkraft oder Assistent, wissen, was ein Pflegeprozess ist, wozu ein Pflegemodell benötigt wird und wie eine Pflegedokumentation aufgebaut ist. Des Weiteren muss auch die Pflegehilfskraft im Rahmen ihrer Tätigkeit Veränderungen wahrnehmen und dokumentieren. Auch Pflegeassistenten müssen den Pflegeprozess in der Einrichtung umsetzen. Sie sind für einen Großteil der SGB XI-Leistungen zuständig. Sie wissen in der Regel ganz genau, was Frau B. gerne zum Frühstück isst, ob sie lieber badet oder duscht, welche Fortschritte sie macht, oder was sie zum Lachen bringt. Sie pflegen »ihre« Patienten/Bewohner genau so liebevoll und motivierend, wie es Fachkräfte auch tun. Warum also sollten sie ausgeschlossen werden? Warum sollten sie den Pflegeprozess nicht mitgestalten dürfen und daran partizipieren?

Viele Pflegeassistenten empfinden es sozusagen als eine »Beförderung«, wenn sie maßgeblich in die Prozessgestaltung einbezogen werden. Es wirkt motivierend, wenn man sie nach ihrer Meinung fragt, ihre Einschätzung ernst nimmt und ihnen Verantwortung überträgt. Selbstverständlich sollen sie Pflegeplanungen schreiben und mitgestalten dürfen. Sie sollen sie auch abzeichnen, denn schließlich sind sie auch die Verfasser. Wichtig ist nur, dass eine Pflegefachkraft die Pflegeplanung beurteilt und gegebenenfalls noch eine gemeinsame Überarbeitung stattfindet. Neben den Pflegeassistenten müssen die Pflegefachkräfte immer noch mit unterschreiben. So wird sichergestellt, dass diese unter fachlicher Aufsicht erstellt wurde.

> **Reminder!**
> Pflegeplanungen sollen im Team erarbeitet werden. Dazu gehören Pflegefachkräfte ebenso wie Pflegehilfskräfte.

Es fehlt der Bezug zu den Pflegestandards Der Verweis auf entsprechende Pflegestandards innerhalb der Pflegeintervention spart viel Zeit. Kein lästiges Ausführen der einzelnen Maßnahmen mehr. Keine Probleme mehr mit Formulierungen, die kurz und bündig sein sollen, aber dennoch präzise und handlungsweisend. Die Integration von Standards erleichtert die Gestaltung der Pflegeplanung.

Es ist nicht nötig, für sämtliche pflegerische Tätigkeiten auch Pflegestandards vorzuhalten. Standards für das Waschen von Mann/Frau am Waschbecken, in der Badewanne, unter der Dusche, Teilwaschung im Bett, am Waschbecken usw. sind nicht mehr gefragt.

Weniger ist mehr, lautet heute die Devise. Es ist unerheblich, ob die Standards gekauft und an die eigenen Verhältnisse angepasst, oder ob sie selbst entwickelt wurden. Ratsam ist es,

Themen für Pflegestandards zu wählen, bei denen häufig Fehler im Ablauf auftreten und die Gefahren erkennen lassen.

2.14 Stammblatt

Üblicherweise werden bei der Aufnahme beziehungsweise beim Erstgespräch die entsprechenden Daten erhoben. Die Stammdaten sind unabhängig von der Pflegeanamnese bzw. dem Assessment zu ermitteln. Die Stammdaten müssen der aktuellen Situation entsprechen. Daten, die nicht auf Anhieb zu ermitteln sind, können im Laufe der Zeit nachgetragen werden.

Quick-Tipp!
Bei einem Folgeassessment bzw. bei einer erneuten Erhebung der Pflegeanamnese muss das Stammblatt nicht wieder komplett neu angelegt werden.

Das Original verbleibt in der Pflegedokumentationsmappe, die Durchschrift wird in der Patienten- beziehungsweise Bewohnerakte aufbewahrt.

Häufig auftretende Fehler beim Ausfüllen des Stammblattes sind:

Betreuer nicht benannt Obwohl es einen Betreuer gibt, ist dieser nicht namentlich benannt und es sind keine weiteren Informationen hinterlegt. Das kann zum Beispiel bei notwendigen Entscheidungen wie der Anwendung freiheitsentziehender Maßnahmen zu erheblichen (haftungsrechtlichen) Problemen führen.

Patientenverfügung Inzwischen hat die Patientenverfügung an enormer Bedeutung gewonnen. Es ist gar nicht mehr so selten, dass Pflegebedürftige eine Patientenverfügung hinterlegt haben. Da die Inhalte dieser Verfügung große Auswirkungen auf die ärztliche Behandlung haben, darf diese Information nicht fehlen.

Allergien und Unverträglichkeiten werden nicht aufgeführt Selbst wenn keine Allergien und Unverträglichkeiten vorhanden oder bekannt sind, bedarf es immer eines Vermerks in der entsprechenden Rubrik: »keine bekannt« oder »keine vorhanden«. Die Gefahr unerwünschter Reaktionen ist zu groß, insbesondere dann, wenn neue Medikamente verabreicht werden müssen. Das machen sich viele Pflegekräfte gar nicht mehr so bewusst, weil oftmals keine Komplikationen auftreten. Umso größer ist der Schaden dann, wenn das »Kind in den Brunnen gefallen ist«.

Hilfsmittel werden gar nicht oder nur teilweise aufgeführt In der Regel weiß jeder Mitarbeiter, welche Hilfsmittel »seine« Patienten/Bewohner haben, und daher werden sie auch nicht immer vervollständigt. Trotzdem sollte eine professionell gestaltete Pflegedokumentation und alle relevanten Daten übersichtlich und vollständig sowie zur weiteren Verarbeitung zur Verfügung stehen. Der Einsatz von Hilfsmitteln hat nicht nur Auswirkungen auf die aktivierende Pflege, sondern auch auf das Einstufungsverfahren. Die Auflistung von Hilfsmitteln ist also in doppelter Hinsicht ein unverzichtbarer Aspekt innerhalb der Dokumentation.

Bettgitter bzw. Bettseitenaufrichter Auch die Benutzung des Bettgitters beziehungsweise Bettseitenaufrichter soll im Stammblatt vermerkt sein. Diese Information ist in sofern extrem wichtig, denn sollte keine Einwilligung in Bezug auf »Freiheitsentziehende Maßnahmen« vorhanden sein (vgl. Kap. 2.9), können sich daraus haftungsrechtliche Folgen ergeben.

Erstgespräch/Aufnahmegespräch wird nicht dokumentiert Bei den Aufnahme- bzw. Erstgesprächen werden zahlreiche Informationen gesammelt, die alle ordentlich auf den einzelnen Dokumentationsformularen festgehalten werden müssen. Wünsche und Erwartungen der Pflegebedürftigen werden hinterfragt, Probleme und Ressourcen ermittelt, organisatorische Belange festgelegt und Beratung zur Finanzierung usw. durchgeführt. Mit der Unterschrift und dem Datum des Erstgespräches belegt man die fachgerechte Durchführung der Aufnahme. Beides muss auf dem Stammblatt vermerkt werden. Hier existiert eine Nachweispflicht!

Reminder!
Der ambulante Bereich kann Erstgespräche abrechnen, sofern er diese auch nachweisen kann.

Quick-Tipp!
Konnten die Daten wegen kognitiver Defizite auch über Dritte nicht ermittelt werden, dokumentieren Sie dies entsprechend.

2.15 Sturzrisikoprotokoll/Sturzrisikoskala

Mehr als ein Drittel aller älteren Menschen sind schon einmal gestürzt. Hüftgelenksfrakturen sind die häufigsten Folgen eines Sturzes. Wenn ältere Menschen stürzen, ist die Angst vor einem erneuten Sturz groß. Die meisten Betroffenen reduzieren danach ihren Bewegungsdrang, und mitunter trauen sie sich nicht einmal mehr aus dem Haus.

Im Interesse der Einrichtung sollte nachweisbar alles unternommen werden, um Stürze bzw. Unfälle zu vermeiden. Durch eine gezielte Identifizierung von Risikofaktoren lassen sich Stürze zwar nicht vermeiden, aber sie lassen sich reduzieren.

Man unterscheidet bei den Risikofaktoren zwischen so genannten intrinsischen und extrinsischen Faktoren: Unter intrinsischen Faktoren versteht man Ursachen, die der Pflegebedürftige selbst mit sich bringt. Unter extrinsischen Faktoren versteht man Ursachen, die von außen einwirken.

Beispiele für so genannte in- und extrinsische Faktoren befinden sich in Tabelle 19.

Tab. 19: Intrinsische und extrinsische Faktoren

Intrinsische Faktoren	**Extrinsische Faktoren**
Gleichgewichtsstörungen	Restrisiko durch Hilfsmittel
Eingeschränkte Bewegung	Kleidung und Schuhe
Sehbeeinträchtigung	Psychopharmaka
Demenz	Stolperfallen
Epilepsie	Glatte Böden
Dranginkontinenz	Schlechte Beleuchtung
Angst vor Stürzen	Wetterverhältnisse

Die Sturzprävention beinhaltet unter anderem die Einschätzung der individuellen Sturzrisiken als auch die Beratung (z. B. im Hinblick auf Hüftprotektoren), Hilfsmitteleinweisung, Wohnraumanpassung, Kontrolle der Sehfähigkeit und Mobilität. Derzeit sind Hüftprotektoren noch nicht verordnungsfähig, da sie nicht im Hilfsmittelkatalog aufgenommen sind.

Es sollte sichergestellt sein, dass Betroffene und Angehörige gut informiert sind und Maßnahmen eingeleitet werden, die eine größtmögliche Unabhängigkeit gewährleisten.

> **Reminder!**
> Bei den Qualitätsprüfungen durch den MDK werden zukünftig Maßnahmen der Sturzprävention hinterfragt.

Häufig auftretende Fehler beim Umgang mit dem Sturzrisikoprotokoll bzw. der Sturzrisikoskala sind:

Es ist unklar, wann eine Erhebung erfolgen soll Das Formular sollte zur Anwendung kommen, wenn Pflegebedürftige neu aufgenommen werden und festgestellt wird, dass der Patient/Bewohner bereits in der eigenen Wohnung mehrfach gestürzt ist, oder wenn Erkrankungen zugrunde liegen, die die Mobilität einschränken. Psychische Erkrankungen und Psychopharmaka sollten ebenfalls die Grundlage zur Ermittlung von Sturzrisiken darstellen.

> **Quick-Tipp!**
> - Der Expertenstandard Stutzprophylaxe sollte allen Mitarbeitern bekannt sein.
> - Schon aus juristischer Sicht sollte das Sturzrisiko in die Pflegeplanung aufgenommen werden.
> - Ein Verfahren im Umgang mit Sturzprävention sollte vorhanden sein.
> - Es sollte eine statistische Auswertung bzgl. der Sturzquote geben.

2.16 Vitalwerteblatt

Vitalwerte werden in der Regel nach ärztlicher Verordnung oder im Bedarfsfall ermittelt. Die Ergebnisse werden auf dem Pflegedokumentationsblatt »Vitalwerte« festgehalten. Je nach Herstellerformular werden RR, Puls, Temperatur, Gewicht, BMI und BZ erfasst.

Häufig auftretende Fehler beim Umgang mit dem Vitalwerteblatt sind:

Schwellenparameter fehlen Bedarfsmedikation und sonstige einzuleitende Maßnahmen sind abhängig von Toleranzwerten. Bei Über- beziehungsweise Unterschreitung muss reagiert werden. Das Festlegen solcher Schwellenparameter schafft Sicherheit und Qualität in der behandlungspflegerischen Versorgung.

Schwellenparameter sind vom Arzt bekannt zu geben und zu dokumentieren. Anbieter von Dokumentationssystemen haben diesbezüglich längst reagiert und es in die Gestaltung von Vitalwerteblättern aufgenommen.

Things to do:

Richtig zu dokumentieren ist gar nicht so einfach. Learning bei doing ist aber immer noch eine der besten Methoden.

- Der Dokumentationsexperte empfiehlt: »*Prüfen Sie Ihre Pflegedokumentation hinsichtlich der in diesem Kapitel aufgeführten Inhalte*«.
- Der Dokumentationsexperte empfiehlt: »*Analysieren Sie die Ergebnisse der Dokumentationskontrolle*«.
- Der Dokumentationsexperte empfiehlt: »*Besprechen Sie mit Ihren Mitarbeitern die Weiterentwicklung der Pflegedokumentation und binden Sie die Praxiserfahrung des Personals ein*«.
- Der Dokumentationsexperte empfiehlt: »*Nutzen Sie den PDCA-Kreis (vgl. Kap. 4.2) zur Qualitätsverbesserung Ihrer Dokumentation*«.
- Der Dokumentationsexperte empfiehlt: »*Unterstützen Sie Ihre Mitarbeiter durch gezielte Fortbildungen. Das Referat Pflegeversicherung vom MDK bietet auch Schulungen in den Einrichtung an*«.

Quick-Check

- Was bedeutet »bedingt selbstständig« und »teilweise unselbstständig«?
- Wann sollte die Braden-Skala zum Einsatz kommen?
- Welche Angaben können ggf. in die Bilanz mit aufgenommen werden?
- Was bedeutet das VuG-Prinzip?
- Wann darf man einen Bettseitenaufrichter hochziehen?
- Was versteht man unter intrinsischen und extrinsischen Faktoren?
- Welche Expertenstandards sollten bei der Erstellung von Prophylaxestandards Berücksichtigung finden?
- Welche Angaben sollten im Pflegebericht dokumentiert sein?

Kapitel 3: Wenn nichts zusammen passt

Fragen von Kursteilnehmern und Kontrollen der Pflegedokumentation machen deutlich, dass eine qualitativ hochwertige Datenerfassung und -verarbeitung mangels pflegetheoretischer Kenntnisse und unzureichender Schulung kaum realisierbar ist. Selbst langjährige Wohnbereichsleitungen oder Pflegedienstleitungen tun sich mitunter immer noch schwer, die Kernbereiche der Dokumentation zu vermitteln und zu verifizieren. Die Pflegedokumentation ist ein wesentlicher Einflussfaktor auf die Pflegequalität. Hier greifen Pflegesystem, Pflegemodell, Pflegeanamnese, Pflegediagnosen, Pflegestandards, Pflegekonzept usw. ineinander über und bilden eine Einheit, die zur Vervollständigung sowie zur Bewertung von Pflege innerhalb der Pflegedokumentation notwendig sind.

Ziel einer professionellen Pflegedokumentation ist die strukturierte Darstellung und Verknüpfung der oben genannten Qualitätskomponenten. Fehlt es an einer Stelle an Kompetenz oder Praxistransfer, entstehen Defizite in der Pflege, die sich wiederum auf das Dokumentationsverfahren niederschlagen.

Pflegedokumentation als Steuerungshilfsmittel benötigt klare, ineinander greifende Zusammenhänge. Fehlerhafte Anwendung im prozesshaften Verlauf, wie zum Beispiel unregelmäßige Evaluation der Pflegeplanung, verhindern die Qualitäts- und Pflegeentwicklung.

Lernziele Kapitel 3

Vorgesetzte, Mitarbeiter und Kollegen erfahren gleichermaßen etwas über die wichtigsten Zusammenhänge von Pflegeanamnese und Pflegeplanung. Sie erhalten Informationen über das Zusammenspiel von Pflegeplanung und Pflegebericht, um überhaupt eine fachgerechte Analyse der Pflegedokumentation zu ermöglichen.

Die Analyse der Pflegedokumentation bezieht sich auf:

1. Inhaltliche Vollständigkeit,
2. Aussagekraft der Formulierungen,
3. Handlungsfähigkeit,
4. Konsequenzen mangelnder »Kommunikation«,
5. Entwicklungspotenziale.

Input-Check – Wesentliche Inhalte

Die Kombination der einzelnen Schritte des Regelkreislaufes (Pflegeprozess) verdeutlicht nur vereinzelt eine erkennbare Synthese. In diesem Kapitel wird dargestellt, wie die einzelnen Teile des Pflegeprozesses methodisch aufeinander abgestimmt werden können und am Ende eine Dokumentation entsteht, die in professioneller Art und Weise die tatsächlich geleistete Arbeit widerspiegelt.

3.1 Einfluss der Pflegeanamnese auf die Pflegeplanung

Man hört es immer wieder: Pflegeanamnese brauchen wir nicht – wir wissen schon nach kurzer Zeit, welche Pflegeprobleme und Ressourcen vorhanden sind. Wir sparen uns diesen Schritt des Dokumentationsverfahrens.

Im Hinblick auf einen Minimalanspruch mag das auch hinkommen, nicht aber, wenn eine Einrichtung möglichst optimale Bedingungen schaffen möchte. Anhand des Pflegemodells werden spezifische Merkmale herausgearbeitet, die Einfluss auf die anschließende Festlegung der Pflegeplanung haben. Dies gelingt nur in einem intensiven Gespräch mit den Pflegebedürftigen und/oder ihren Bezugspersonen. Es werden Fremdeinschätzungen, zum Beispiel durch die Pflegeperson, als auch die Selbsteinschätzung der Betroffenen berücksichtigt. Die subjektive Einschätzung und Empfindung des Patienten/Bewohners wirken sich maßgeblich auf die spätere Versorgung aus. Es bedarf einer gewissen Geschicklichkeit, gleich zu Beginn das nötige Vertrauensverhältnis zu schaffen, um diese Vielzahl persönlicher Informationen zu erhalten. Die Erhebung der Anamnese darf daher nicht einem Abarbeiten von Fragen erfolgen, sondern muss sich an Empathie (Einfühlungsvermögen) und Wertschätzung orientieren. Sie stellt den Pflegebedürftigen in den Mittelpunkt.

Es gehört zu unserer täglichen Arbeit, den Gesundheitszustand immer wieder neu einzuschätzen und zu bewerten. Wir finden weitere Gewohnheiten und Bedürfnisse heraus und machen uns die unterschiedlichen Ressourcen zu Nutze. Wir unterstützen die Pflegebedürftigen bei der Gestaltung und Bewältigung der Lebensaktivitäten. Wir betrachten sie als gleichberechtigte Partner im Problemlösungsprozess und erarbeiten mit ihnen gemeinsam ein Konzept zur aktivierenden Pflege.

Somit stellt die Pflegeanamnese das Fundament des Beziehungs- und Problemlösungsprozesses dar und schafft die Voraussetzungen für die Gestaltung und Verwirklichung aktivierender Pflege. Sie »unter den Tisch fallen zu lassen« wäre so, als würde man die Symptome einer Erkrankung behandeln, nicht aber die Ursachen.

Genau so wenig Sinn macht es aber auch, innerhalb einer Pflegeanamnese Selbstversorgungsdefizite festzustellen und im An- schluss keine Pflegeplanung anzulegen. Wenn Defizite ermittelt werden, müssen auch alle weiteren Schritte eingeleitet werden.

Anspruchsvolle Pflege zeichnet sich dadurch aus, dass gesammelte Einzelinformationen themenzentriert gebündelt werden und, sofern erforderlich, in der Pflegeplanung behandelt werden. Insofern besteht ein sehr enger Bezug zwischen Pflegeanamnese und Pflegeplanung.

Der Bezug ist gestört, wenn:

- das Pflegemodell der Anamnese nicht identisch ist mit dem der Pflegeplanung,
- die erhobenen Daten anhand des Pflegemodells unvollständig sind,
- Ressourcen nicht ermittelt werden,
- die Erkenntnisse der Pflegeanamnese nicht in die Pflegeplanung einfließen,
- Pflegeprobleme nicht aus der Pflegeanamnese resultieren,
- der Zeitraum zwischen der Anamneseerhebung und Erstellung der Pflegeplanung zu groß ist.

Quick-Tipp!

Suchen Sie den Kontakt zum MDK oder zur Heimaufsicht. Lassen Sie sich beraten und zeigen Sie sich kooperativ. Diese Strategie ist wirkungsvoll, weil:

- Sie Interesse bekunden,
- Engagement zeigen,
- Mut zur Lücke beweisen,
- Sie sich einen guten Kontakt sichern.

Reminder!
Die Pflegeanamnese wird für die Erstellung der Pflegediagnosen und Pflegeplanung benötigt.

3.2 Pflegeprobleme und Pflegeziele stehen in keinem Zusammenhang

Mit der Formulierung von Pflegeproblemen soll deutlich gemacht werden, welcher Hilfebedarf besteht. Je konkreter die Pflegeprobleme formuliert sind, umso eindeutiger können Pflegeziele benannt werden. Sind beide nicht aufeinander abgestimmt, bleibt der Pflegeerfolg aus.

Im folgenden Beispiel werden die Schwachstellen einer zusammenhanglosen Planungsformulierung deutlich:

Tab. 20: Beispiel einer zusammenhanglosen Planungsformulierung

Pflegeplanungsinhalte	AEDL: »sich pflegen«
Pflegeproblem	Frau W. kann sich nicht selbstständig waschen.
Pflegeziel	Ressourcen erhalten. Körperpflege ist gewährleistet.

Das wirft viele Fragen auf: Warum kann Fr. W. sich nicht selbstständig waschen? Wodurch wird dies beeinflusst? Welche Risikofaktoren ergeben sich daraus? Kann sie komplett oder teilweise keine Waschung durchführen? Welche Ressourcen hat sie denn?

Anhand dieses Beispiels lässt sich erkennen, wie wichtig die exakte Beschreibung von Pflegeproblemen ist. Eine eindeutige Differenzierung von Problemen ist für den Verlauf und die Wirksamkeit von Pflege unverzichtbar. Voraussetzung für eine klare Problemdefinition ist jedoch auch die sorgsame und ausführliche Informationssammlung.

Nur die präzise Formulierung von Pflegeproblemen unter Benennung der Ressourcen ermöglicht eine konkrete und realistische Zielbenennung. Ob und inwieweit die Pflegediagnosen und das PESR-Format hilfreich sind, die nötige Transparenz zu schaffen und insbesondere den Schreibaufwand zu minimieren, kann nicht eindeutig beantwortet werden.

Mitunter werden die in Anamnesegesprächen erwähnten »Patientenproblemchen« nicht erfasst. Möglicherweise wirkt sich das zu Gunsten relevanter Probleme aus und sorgt für eine übersichtliche, prioritätsgestaltete Pflegeplanung.

Ein Beispiel für ein »Problemchen« ist in Tabelle 21 beschrieben.

Tab. 21: Begleitproblem

Problem	Frau W. kann sich nur sehr kurze Zeit während der Intimpflege am Waschbecken festhalten.

Wie könnte nun das Pflegeziel lauten? Um zu vermeiden, dass jetzt verzweifelt nach Zielen und passenden Maßnahmen gesucht wird, würde man an dieser Stelle zu Gunsten einer überschaubaren Pflegeplanung einen Umkehrschluss anstreben und das Problem in eine Ressource verwandeln (vgl. Tab. 22).

Tab. 22: Umwandlung von kleinen Problemen

Ressource	Frau W. kann kurze Zeit am Waschbecken stehen.

Zurück zur eingangs erwähnten Problematik. Wie lässt sich ein Zusammenhang zwischen Problembeschreibung und Zielsetzung besser herstellen? Hier helfen die »W-Fragen« wieder weiter.

- Was genau kann sie nicht mehr?
- Was resultiert aus ihrem Defizit/Mangel?
- Wie äußert sich das und wie häufig tritt es auf?
- Wo genau ist ihre Einschränkung?
- Welche Potenziale hat sie noch?
- Was soll/will sie erreichen, können, wissen, lernen?

Praxis-Check – Schwachstellenanalyse

In der Ambulanten Hauskrankenpflege ProCura GbR geht's mal wieder hoch her. Die Schwachstellenanalyse der Pflegedokumentation durch die stellvertretende PDL Frau Auer ergab immer noch zahlreiche Mängel bei der Umsetzung. Trotz mehrfacher Schulungen will's immer noch nicht richtig klappen. Zwar kann man sagen, dass Verbesserungen bereits stattgefunden haben, es ist aber kein Qualitätssprung zu verzeichnen.

Diesmal hat die stellvertretende PDL die Pflegeplanungen einmal etwas genauer unter die Lupe genommen: Da werden potenzielle Probleme beschrieben, was zur Folge hat, dass die Pflegeziele nicht eindeutig formuliert sind. Mitunter sind Pflegeziele gar nicht formuliert, und es sind nur die Maßnahmen zum Problem dokumentiert. Ressourcen werden immer noch ganz häufig vergessen, und trotzdem werden meistens Erhaltungsziele formuliert. Am meisten fällt auf, dass die angegebenen Pflegeziele eher einer Maßnahme entsprechen.

Die Befragung der Mitarbeiter ergab, dass sie sich noch unsicher bei der Formulierung und Zuordnung fühlen. Nach Rücksprache mit der Geschäftsführung, werden erneut Schulungsstunden angeboten und zusätzliches Hilfsmaterial angefordert: Formulierungshilfen anhand der AEDLs für jede Pflegestation.

Die Formulierung von Pflegezielen entspricht in der Praxis häufig eher einer festgelegten Pflegemaßnahme. Erforderlich ist jedoch die Auskunft über das zu erwartende Ergebnis. Pflegeziele sollten sich daher sowohl auf körperliche Fähigkeiten als auch auf das Verhalten bzw. die Einstellung zu einem Erkrankungsbild beziehen.

Ein verbessertes Formulierungsbeispiel befindet sich in Tabelle 23.

Tab. 23: Soll-Formulierung für Pflegeziele

Pflegeplanungsinhalte	AEDL »sich pflegen«
Pflegediagnose/Problem	Selbstversorgungsdefizit bei der Körperpflege: Aufgrund von Verwirrtheit und einer eingeschränkten Beweglichkeit (Arthrose) kann Frau W. die Körperpflege nur in Teilbereichen durchführen. Sie fühlt sich dadurch manchmal hilflos und abhängig.
Ressourcen	Frau W. kann kurze Zeit am Waschbecken stehen. Sie kann sich unter Anleitung Gesicht und Arme waschen sowie Mundpflege durchführen.

Pflegeplanungsinhalte	AEDL »sich pflegen«
	Sie kann Hilfe gut annehmen. Ehemann bereitet alle Utensilien vor.
Pflegeziele	Ihre Fähigkeiten bleiben erhalten. Sie erhält tgl. die erforderliche Unterstützung. Sie fühlt sich etwas unabhängiger.

Mit der ausführlicheren Beschreibung der Pflegeprobleme kann sich jetzt jeder ein besseres Bild der Pflegebedürftigen machen. Die Erfassung der Ressourcen ermöglicht eine exaktere Feinabstimmung bezüglich der Zielformulierung. Beide stehen nun in engem Zusammenhang miteinander.

Der Bezug zwischen Pflegeproblem und Pflegeziel ist gestört, wenn:

- nicht alle Pflegeprobleme definiert und dokumentiert sind.
- Pflegeprobleme oder Pflegeziele generell fehlen.
- Pflegeprobleme oder Pflegeziele nicht aussagekräftig sind.
- Ressourcen nicht benannt sind.
- Pflegeziele keinen Bezug zum Pflegeproblem haben.
- Pflegeprobleme aufgegriffen werden, die noch nicht bestehen.

3.3 Pflegeziele und Pflegemaßnahmen stehen in keinem Zusammenhang

Pflegeziele können die Verbesserung der Pflegesituation anstreben, aber auch den Erhalt einer Situation beschreiben. Die Festlegung von Maßnahmen ergibt sich zwangsläufig aus der

Zielsetzung. Sind beide nicht aufeinander abgestimmt, bleibt der Pflegeerfolg aus.

Im folgenden Beispiel werden die Schwachstellen einer zusammenhanglosen Planungsformulierung deutlich (vgl. Tab. 24).

Tab. 24: Schwachstellen bei der Formulierung

Pflegeplanungsinhalte	AEDL »sich pflegen«
Pflegeziele	Soll Oberkörper selber waschen. Ressourcen erhalten.
Pflegemaßnahme	Durchführung nach Standard: »Übernahme der Grundpflege«.

Im oben genannten Beispiel werden die fehlenden Zusammenhänge deutlich. Mit dieser Maßnahme wird Frau W. nie lernen, den Oberkörper selbst zu waschen. Wenn da als Ziel stehen würde: Körperhygiene ist gewährleistet und Fr. W. fühlt sich sauber und wohl – dann könnte man es zunächst einmal so stehen lassen. Es müsste aber in jedem Falle eine inhaltliche Anpassungen bezüglich des Ausmaßes, Zeitraums usw. vorgenommen werden (vgl. Kap. 1.3.3). Geprüft werden müsste auch, ob es sich hierbei um ein realistisches Ziel handelt.

Wichtig ist immer die Frage: WIE soll das Ziel erreicht werden? Im oben genannten Beispiel lautet die Frage nicht: Wie erreichen wir das Ziel, sondern: Was machen wir üblicherweise? Der Zusammenhang zwischen Pflegeziel und Maßnahme fehlt somit.

Vorausgesetzt, das Pflegeziel ist realistisch, bedient man sich am besten wieder der W-Fragen, um den Bezug herzustellen (vgl. Tab. 25).

Tab. 25: W-Fragen

Frage	Antwort
Wie schaffen wir es, dass Frau W. den Oberkörper wieder selber wäscht?	Durch Anleitung
Wie erfolgt die Übernahme der restlichen Körperpflege?	Durch teilweise Übernahme
Wie oft soll das gemacht werden?	2 x täglich
Welche Standards beschreiben die Vorgehensweise bei uns?	Standard XX: Anleitung Grundpflege (GP) Standard XX: Übernahme der GP Standard XX: Mobilisation
Wer macht es?	Pflegeperson und Ehemann

Die Beschreibung der Maßnahmen spiegelt auch stets die Pflegequalität der Einrichtung wider. Einrichtungen sind dazu angehalten, nach aktuellen pflegewissenschaftlichen Erkenntnissen zu arbeiten. Ratsam ist auch, die Erschwernisfaktoren (Transfer zu zweit, usw.) und die Formen der Hilfestellung (Anleitung, Beaufsichtigung usw.) einfließen zu lassen (vgl. Kap. 1.3.4). Zum einen lassen sich so Höherstufungen besser belegen, und zum anderen werden die Restfähigkeiten der Pflegebedürftigen in den Mittelpunkt gerückt.

Zur besseren Nachvollziehbarkeit und um die Transparenz der Pflege sicherzustellen, erfolgt auch eine Aussage bezüglich der Häufigkeit einer zu erfolgenden Maßnahme am Tag und in der Nacht.

Ein verbessertes Formulierungsbeispiel ist in Tabelle 26 beschrieben.

Tab. 26: Soll-Formulierung einer Pflegeplanung

Pflegeplanungsinhalte	AEDL » sich pflegen«
Pflegeziel	Fr. W. kann sich innerhalb der nächsten vier Wochen den Oberkörper selber waschen.
Pflegemaßnahmen	2 x täglich etappenweise Anleitung zur selbstständigen Übernahme der Teilwaschung (Oberkörper) am Waschbecken durch die Pflegeperson nach den Standards XX + XX. Restliche Körperwaschung erfolgt ebenfalls durch die Pflegeperson laut Standard XX. Donnerstags duschen (morgens). Friseurbesuch 1 x wöchentlich und Maniküre + Pediküre alle 6 Wochen nach Terminvereinbarung durch den Ehemann. Hautpflege mit W/O-Produkten, immer nur nach dem Duschen.

Reminder!
Wie bei den Pflegeproblemen auch, sollten die Pflegeziele entsprechend ihrer Priorität aufgeführt werden.

Der Bezug zwischen Pflegeziel und Pflegemaßnahme ist gestört, wenn:

- Pflegeziele fehlen,
- Pflegeziele unklar definiert sind,
- Pflegeziele die Pflegemaßnahmen beschreiben,
- kein logischer Zusammenhang zwischen dem zu erreichenden Ziel und der Pflegeintervention besteht.

3.4 Pflegeplanung und Pflegebericht stehen in keinem Zusammenhang

Der Pflegebericht dient im SGB XI-Bereich dazu, den Verlauf und die Wirkung von Pflege im Sinne des Pflegeprozesses zu beschreiben. Die Pflegeplanung benutzen wir dabei als Steuerungsinstrument.

Wird die Pflegeplanung zur Verlaufsbeschreibung unberücksichtigt gelassen, finden wir in der Regel folgende Aussagen im Pflegebericht vor: Grundpflege durchgeführt, Frühstück zubereitet, Haare gewaschen, Pampers gewechselt usw. Im Prinzip werden hier ausschließlich Maßnahmen dokumentiert. Es ist eine Beschreibung von Tätigkeiten, die bereits in der Pflegeplanung verankert und im Leistungsnachweis und/oder Durchführungsprotokoll durch Abzeichnung als erbrachte Tätigkeit belegt ist.

Von Interesse sind aber vielmehr Fragen wie:

- Lassen sich mit den festgelegten Maßnahmen die gewünschten Pflegeziele erreichen?
- Bei welchen ATLs oder AEDLs lassen sich bereits erste, kleine Erfolge verzeichnen?
- Hat sich der Allgemeinzustand der Pflegebedürftigen verändert?
- Gibt es Veränderungen bei den Ressourcen, Gewohnheiten, Bedürfnissen, Problemen?
- Wie wirkungsvoll sind die Pflegemaßnahmen?
- Was verhindert die Zielerreichung?

Der Bezug zwischen Pflegebericht und Pflegeplanung ist gestört, wenn:

- den Mitarbeitern nicht klar ist, warum die Pflegeplanung Auswirkungen auf den Pflegebericht hat,

- keine schriftlichen Reaktionen auf die pflegerischen und therapeutisch festgelegten Maßnahmen erfolgen,
- Auswirkungen der geplanten Pflege nicht beschrieben werden,
- die Evaluation keine weitere Beachtung findet,
- die Pflegeplanung nicht allen bekannt ist bzw. nicht von allen gelesen wird,
- die Pflegeplanung nicht als Grundlage zur Berichterstattung verstanden wird.

Things to do:
Eine qualitativ hochwertige Pflegedokumentation lässt sich erreichen, wenn Sie regelmäßige Dokumentationskontrollen durchführen.

- Der Dokumentationsexperte empfiehlt: »*Beurteilen Sie insbesondere die Zusammenhänge zwischen der Pflegeplanung und dem Pflegebericht, weil hier der Nachweis an Pflegeprozessarbeit am deutlichsten zum Tragen kommt*«.
- Der Dokumentationsexperte empfiehlt: »*Benutzen Sie dafür eine entsprechend gegliederte Checkliste zur Dokumentationskontrolle*«.
- Der Dokumentationsexperte empfiehlt: »*Planen Sie eine Fortbildung mit dem Schwerpunkt der Datenanalyse*«.
- Der Dokumentationsexperte empfiehlt: »*Planen Sie einen Qualitätszirkel für die Weiterentwicklung der Pflegedokumentation*«.
- Der Dokumentationsexperte empfiehlt: »*Entwickeln Sie eine Richtlinie, Verfahrensanweisung oder einen Standard zur Pflegedokumentation*«.
- Der Dokumentationsexperte empfiehlt: »*Sorgen Sie bei der Einrichtung eines Qualitätszirkels dafür, dass:*
  1. Basiskenntnisse bereits vorhanden sind,

2. sich die Mitarbeiter grundsätzlich bereit erklären, aktiv an der qualitativen Weiterentwicklung der Pflegedokumentation mitzuwirken,
3. eine Akzeptanz seitens der Geschäftsführung vorhanden ist,
4. die finanziellen, personellen und zeitlichen Ressourcen/Mittel vorhanden sind,
5. das Dokumentationssystem flexibel an die hausinternen Forderungen anzupassen ist,
6. ein dynamischer Pflegeprozess mit der Dokumentation verwirklicht werden kann,
7. der Verbesserungsprozess systematisch begleitet und dokumentiert wird.«

Quick-Check

- Welche Folgen hat es für die Erstellung der Pflegeplanung, wenn die Anamnese nicht erhoben wird?
- Inwieweit wirken sich die Pflegediagnosen und PESR auf die Pflegezielformulierung aus?
- Was verhindert eine präzise Maßnahmenprozessbeschreibung?
- Welche Schlüsselprozesse müssen berücksichtigt werden, um einen aussagefähigen Pflegebericht zu schreiben?

Kapitel 4: Neues aus der Dokumentationsszene

Sprache entwickelt sich permanent weiter. Eine neue, zeitgemäße Fachterminologie löst den herkömmlichen Sprachgebrauch in unserem Pflegealltag ab. Heutzutage steht in den Pflegeberichten nicht mehr »beziehungsfördernde Gespräche mit dementiell Erkrankten geführt«, sondern »validierendes Gespräch geführt«, oder »empathisch unterstützt«. Die Anwendung der Braden-Skala ist heute ein »Assessmentverfahren« zur Dekubitusrisikoerkennung, und Potenzialerkennung bedeutet soviel wie »Ressourcen ermitteln«.

Aber nicht nur in sprachlicher Hinsicht müssen wir uns auf Neuerungen einlassen. In der Welt der Pflege erleben wir eine kontinuierliche, auf Forschung und Wissenschaft basierende Weiterentwicklung. Laut neuester Erkenntnisse kann der Kaffee voll und ganz in die Rubrik Einfuhr aufgenommen werden. Wir wissen inzwischen, wie wichtig die Mikrobewegungen sind und haben gelernt, dass ohne die Sturzprävention die Pflegequalität sinkt.

Dies sind nur einige Beispiele aktueller pflegewissenschaftlicher Ergebnisse, die sich größtenteils in der Pflegedokumentation widerspiegeln. Hinzu kommen die Bereiche der Qualitätsentwicklung und die umfangreichen Prüfverfahren, die den Kunden in ambulanten und stationären Einrichtungen vor Pflegefehlern und schlechter Pflegequalität schützen sollen. Auch hier erfolgt unter anderem eine enge Verzahnung mit der Pflegedokumentation.

Die MDK-Prüfanleitung zum Beispiel kontrolliert ausgiebig den SGB V-Bereich anhand der Pflegedokumentation und einer persönlichen Befragung der Pflegebedürftigen. Und wieder ist es der MDK, der neben der Heimaufsicht und dem Gesundheitsamt inzwischen deutlich intensiver nach Hygienemaßnahmen schaut – im Speziellen zum Beispiel nach einem befriedigenden Verfahren zum Umgang mit MRSA. Die Pflegeplanung gibt, unter Einbeziehung des entsprechenden Standards, Aufschluss darüber.

Im Folgenden beschäftigen wir uns mit neuen Begrifflichkeiten und Qualitätsinstrumenten, die in der Pflege an Bedeutung gewinnen.

Lernziele Kapitel 4

Immer auf dem neuesten Stand der Pflege- und Qualitätsentwicklung sein – das ist gar nicht so einfach. Insbesondere in Leitungsfunktionen müssen Sie immer einen Schritt weiter sein als alle anderen. Im Hinblick auf die aktuelle Qualitätsprüfungs-Richtlinie (QPR) werden Sie in diesem Kapitel mit dokumentationsrelevanten Methoden und Strategien vertraut gemacht, und Sie erhalten Definitionen zu neuen Begrifflichkeiten.

Input-Check – Wesentliche Inhalte

Glänzen Sie in Ihrer Einrichtung mit Fachwissen. Zeigen Sie, was Sie drauf haben – nicht nur als Vorgesetzte! Unterbreiten Sie Vorschläge zur Dokumentationsoptimierung unter Einbeziehung aktueller, pflegewissenschaftlicher Erkenntnisse.

Dieses Kapitel erklärt Ihnen Begriffe wie: Assessment, PDCA-Kreis usw. Es erklärt die Notwendigkeit von Expertenstandards und greift wichtige Prüfungsfragen aus der MDK-Prüfanleitung zum Thema Pflegedokumentation auf.

4.1 Assessmentverfahren

Der Begriff »Assessment« steht in der Pflege für eine erste Einschätzung des Gesundheitszustandes eines Patienten/Bewohners. Es ist ein Instrument zur systematischen Datenerfassung und -erhebung.

In Deutschland existieren bereits einige Einschätzungsverfahren, die sich mehr und mehr im Pflegealltag etablieren. Dazu gehören zum Beispiel:

- Body Mass Index,
- Dekubitusrisikoskalen (Braden, Norton, Waterlow, usw.),
- Dementia Care Mapping,
- Pflegebedürftigkeitsskalen (ATL, AEDL),
- Risikoskalen (Sturz, MNA, usw.),
- Schmerzskalen (Wong Baker, numerische Skala).

Für die Erstellung einer Pflegeplanung ist die Einschätzung der Pflegebedürftigkeit anhand einer Pflegeanamnese ein erster wichtiger Schritt des Assessments. Hinzu kommen unter anderem die zahlreichen Beurteilungen bezüglich der Ernährung, Demenz, Gefahrenpotenziale usw.

Dies sind »nur« kleine allgemeine Assessmentverfahren. Zur umfangreicheren Messung der Pflegebedürftigkeit könnten in der Altenpflege zum Beispiel: Resident Assessment Instrument (RAI) oder die Pflegeabhängigkeitsskala (PAS) angewandt werden. Geriatrische Assessments unterstützen die detaillierte Erfassung aller wesentlichen Informationen zur Ausübung professioneller Pflege.

4.2 Der PDCA-Zyklus oder Deming-Kreis

Der PLAN-DO-CHECK-ACT (PDCA)-Kreis wurde bereits in den 20iger-Jahren des vergangenen Jahrhunderts entwickelt und durch W. E. Deming bekannt. Deswegen spricht man auch oft vom so genannten Deming-Kreis.

In den Grundsätzen und Maßstäben von Qualität (§ 80 SGB XI) wird neben einem einrichtungsinternen Qualitätsmanagementsystem auch eine kontinuierliche Qualitätsverbesserung und -weiterentwicklung gefordert. Mit dem PDCA-Kreis lassen sich die ständige Sicherung und das Voranschreiten von Qualität belegen.

Allgemein betrachtet kann man sagen, dass der Prozess der Qualitätsverbesserung mit der Formulierung von Qualitätszielen beginnt. Danach erfolgt die Planung, Umsetzung und Evaluation. Das liest sich wie die Erstellung einer Pflegeplanung. So ähnlich ist es auch, nur das sich der PDCA-Zyklus nicht ausschließlich mit den Kernprozessen der direkten und indirekten Pflege beschäftigt, sondern ein Qualitätssteuerungsinstrument ist, welches auf die Qualitätsentwicklung der gesamten Einrichtung anwendbar ist (vgl. Abb. 2, Tab. 27).

Tab. 27: PDCA-Zyklus

Der PDCA-Zyklus	
PLAN:	Planen einer Qualitätsverbesserungsmaßnahme.
DO:	Ausführung der festgelegten Maßnahme unter Benennung der Verantwortlichen und deren Befugnisse.
CHECK:	Überprüfung, ob die angewandte Maßnahme auch die gewünschte Verbesserung zur Folge hat.

Der PDCA-Zyklus	
ACT:	Ist dies nicht der Fall, müssen weitere oder veränderte Maßnahmen ergriffen werden, um das gewünschte Ziel doch noch zu erreichen.

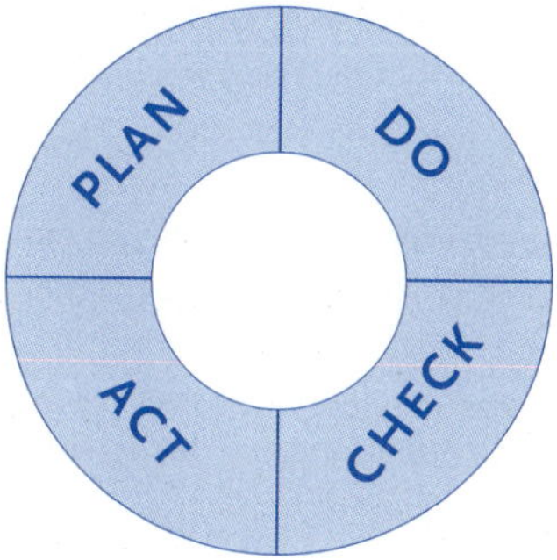

Abb. 2: Der PDCA-Zyklus

Praxis-Check – Umstellung von Papier auf digitale Pflegedokumentation

Die St. Johannes Krankenhaus GmbH hat nach einer Mitarbeiterumfrage und nach entsprechender Analyse beschlossen, eine EDV-basierende Pflegedokumentation einzuführen. Sie erwarten dadurch nicht nur eine Vereinfachung des Dokumentierens, sondern auch eine Zeitersparnis und höhere Akzeptanz bei den Mitarbeitern.

Im Rahmen des PDCA-Kreises geht die Einrichtung nun folgendermaßen vor:

PLAN: Verschiedene Anbieter werden eingeladen, ihr Produkt vorzustellen. Dabei hat die Einrichtung bereits in enger Zusammenarbeit mit den Mitarbeitern der Stationen ihre Anforderungen an die digitale Pflegedokumentation festgelegt. Nachdem sich die Einrichtung für ein bestimmtes Produkt entschieden hat, wird eine »Demoversion« auf einer Station installiert.
DO: Nun haben drei zuvor benannte Mitarbeiter des Betreuungsbereiches vier Wochen Zeit, mit dieser PC-Variante zu arbeiten. Es wird aber sicherheitshalber noch weiterhin handschriftlich in die bisherige Pflegedokumentation eingetragen.
CHECK: In dieser Zeit wird die EDV-Variante regelmäßig auf die einrichtungsinternen Qualitätskriterien hin überprüft und die angestrebte Verbesserung bzw. Arbeitserleichterung beurteilt.
ACT: Wird das Ziel nur teilweise oder gar nicht erreicht, müssen entsprechende Anpassungen oder Verbesserungen durch den Hersteller herbeigeführt werden.

Der PDCA-Kreis kann bei allen betrieblichen Prozessen angewandt werden. Somit besteht in einem Unternehmen nicht nur ein PDCA-Zyklus, sondern durchaus mehrere, die der Verbesserung und Weiterentwicklung von (Pflege-)Qualität dienen. Vorausgesetzt wird eine bewusste Mitverantwortung der Mitarbeiter an den Qualitätsbemühungen.

Reminder!
In der neuen MDK-Prüfanleitung wird der PDCA-Zyklus explizit behandelt.

4.3 Nationale Expertenstandards

Die nationalen Expertenstandards werden vom Deutschen Netzwerk für Qualitätsentwicklung in der Pflege (DNQP) erarbeitet. Sie sind ein Instrument der Qualitätssicherung auf nationaler Ebene und verdeutlichen, wie Pflegestandards nach neuesten Erkenntnissen aufgebaut werden können. Sie werden über Bundeszuschüsse teilfinanziert und alle drei Jahre auf ihre Aktualität hin überprüft. Die Expertengruppe setzt sich aus 8 bis 12 Mitgliedern aus möglichst allen Bereichen der Pflege zusammen: Pflegewissenschaft, -forschung und -praxis. Projektdurchführung und Veröffentlichung werden von der Fachhochschule Osnabrück gesteuert. Es bestehen Kooperationen mit dem Kuratorium Deutsche Altershilfe, der Universität Witten/Herdecke, dem Universitätsklinikum Benjamin Franklin in Berlin und den Fachhochschulen Darmstadt und Esslingen.

Derzeit sind fünf Nationale Expertenstandards veröffentlicht:

- Dekubitusprophylaxe,
- Entlassungsmanagement,
- Schmerzmanagement,
- Sturzprophylaxe,
- Kontinenzförderung.

Die Einführung von Expertenstandards kann zwar nicht vorgeschrieben werden, man sollte jedoch wissen, dass sie den Stellenwert eines vorweggenommenen Gutachtens haben (Böhme, 2000, S. 55 f.).

4.4 Forderungen der MDK-Prüfanleitung

Seit November 2005 gilt die neue MDK-Prüfanleitung zur Überprüfung der Qualität in ambulanten und stationären Einrichtungen. Mit der jetzt gültigen Qualitätsprüfungs-Richtlinie (QPR) erhöhen sich die Anforderungen erneut.

Bislang handelte es sich bei der MDK-Prüfanleitung immer nur um eine unverbindliche Empfehlung. Jetzt ist die Qualitätsprüfungs-Richtlinie (QPR) verbindlich und bundeseinheitlich geregelt.

Mit den neuen Prüfinhalten werden nicht nur das einrichtungsinterne Qualitätsmanagement, sondern auch das Leistungsangebot in den Bereichen der sozialen Betreuung stationärer Einrichtungen beurteilt. Deutliche Schwerpunkte bilden neben dem Hygienemanagement auch die Behandlungspflege, das Risikomanagement und die Ergebnisqualität. Durch die Anpassung des Prüfkatalogs sollen externe Mehrfachprüfungen (z. B. MDK und Heimaufsicht im stationären Bereich) vermieden werden. Dem Prüfungstourismus insbesondere im stationären Bereich soll dadurch etwas Einhalt geboten werden.

Hier nur ein paar wenige, wichtige Fragen aus dem MDK-Prüfkatalog (Medizinischer Dienst der Krankenkassen 2005, MDK-Anleitung zur Prüfung der Qualität nach §§ 112, 114 SGB XI in der ambulanten Pflege).

Prüfungsfrage Nummer 6.3, S. 26:
Werden die für die ambulante Pflege relevanten Aussagen der Expertenstandards des DNQP im Rahmen des internen Qualitätsmanagements berücksichtigt oder sind konkrete Maßnahmen in dieser Hinsicht geplant?

a) Dekubitusprophylaxe
b) Pflegerisches Schmerzmanagement
c) Sturzprophylaxe

Auch wenn die Expertenstandards des Deutschen Netzwerks für Qualitätsentwicklung in der Pflege keine unmittelbare Verbindlichkeit für Pflegekräfte und Pflegeeinrichtungen enthalten, können die Expertenstandards als »vorweggenommene Sachverständigengutachten« gewertet werden, die bei juristischen Auseinandersetzungen als Maßstab zur Beurteilung des aktuellen Standes der medizinisch-pflegewissenschaftlichen Erkenntnisse herangezogen werden. Bereits bei mehreren Bundessozialgerichtsurteilen (BSG-Urteile vom 24. September 2002, Az B 3 KR 9/02 R und Az B 3 KR 15/02 R) wurde auf den Expertenstandard Dekubitusprophylaxe Bezug genommen.

Prüfungsfrage 7.3, S. 33:
Ist bei einer computergestützten Pflegedokumentation durch die Vergabe von Zugriffsrechten eine eindeutige Zuordnung von Eingaben in den PC zu Mitarbeitern möglich?
a) Zugriffsrechte für alle in der Pflege tätigen Mitarbeiter eindeutig geregelt
b) Eintragungen sind Mitarbeitern zugeordnet
c) nachträgliche Eintragungen/Änderungen werden als solche gekennzeichnet

Jeder Mitarbeiter, der Eintragungen in der EDV-gestützten Dokumentation vornimmt, muss über ein Passwort den Zugriff auf die Dokumentation erhalten. Jede Eintragung muss einem Mitarbeiter eindeutig zuzuordnen sein. Die Anforderungen müssen durch Demonstration am PC überprüft werden.

Prüfungsfrage 11.7, S. 45:
Hat der Pflegebedürftige chronische Schmerzen?
Wenn ja: Erhält der Pflegebedürftige Schmerzmedikamente?

Es ist zu überprüfen, ob beim Pflegebedürftigen Schmerzzustände (insbesondere chronisch) bestehen. Sofern vorliegende Schmerzen nicht aus der Pflegedokumentation ersichtlich sind, soll dies im Gespräch mit dem Pflegebedürftigen gegebenenfalls unter Zuhilfenahme der numerischen Rangskala oder der Wong-Baker-Scale ermittelt werden.

Prüfungsfrage 12.12, S. 55:
Spiegelt die Pflegedokumentation die Anwendung von Standards/Richtlinien wider?

Für Pflegethemen, zu denen Expertenstandards (z. B. Expertenstandard zur Dekubitusprophylaxe des Deutschen Netzwerkes für Qualitätsentwicklung in der Pflege) vorliegen, bilden diese den aktuellen Stand des Wissens ab.

Prüfungsfrage 12.15, S. 56:
Kann dem Pflegebericht situationsgerechtes Handeln der Mitarbeiter des Pflegedienstes bei akuten Ereignissen entnommen werden?

Zum Beispiel bei Stürzen oder akuten gesundheitlichen Veränderungen des Pflegebedürftigen Information des Arztes oder von Angehörigen.

> **Prüfungsfrage 12.16, S. 56:**
> Werden in der Pflegedokumentation Mehrfachdokumentationen vermieden?

Um mit möglichst geringem Aufwand und einer hohen Übersichtlichkeit die Pflegedokumentation in erforderlichem Umfang zu führen, sind Mehrfachdokumentationen (z. B. Dokumentation der Durchführung im Durchführungsnachweis und im Pflegebericht) zu vermeiden. Laut MDK-Prüfanleitung (12.16) ist das parallele Führen von Übergabebüchern neben der Pflegedokumentation nicht sachgerecht, da diese keine ganzheitliche Informationsweitergabe ermöglichen.

> **Prüfungsfrage 13.18, S. 65:**
> Wird mit der Medikamentengabe sachgerecht umgegangen?
> a) Gezielte Informationssammlung
> b) Applikationsform
> c) Dokumentation des vollständigen Medikamentennamens
> d) Dosierung und Häufigkeit
> e) tageszeitliche Zuordnung
> f) Bedarfsmedikation in der Pflegedokumentation festgehalten
> g) Durchführung der Maßnahme im verordneten Umfang

Die Frage bezieht sich auch auf verordnete Bedarfsmedikamente. Um die Bedarfsmedikation sachgerecht umsetzen zu können, muss in der Pflegedokumentation festgehalten sein, bei welchen Symptomen welches Medikament in welcher Einzel- und bis zu welcher Tageshöchstdosierung zu verabreichen ist. Bei dieser Frage ist zu überprüfen, ob für alle verabreichten Medikamente eine ärztliche Anordnung vorliegt.

Prüfungsfrage 14.7, S. 81:

Erhält der Pflegebedürftige bei Leistungen der häuslichen Krankenpflege zur Schmerztherapie ein angemessenes pflegerisches Schmerzmanagement?

a) Aktuelle, systematische Schmerzeinschätzung (Priorität hat Selbsteinschätzung) liegt für Schmerzen und schmerzbedingte Probleme vor
b) Verlaufskontrolle liegt für Schmerzen und schmerzbedingte Probleme vor
c) Maßnahme erfolgt entsprechend dem aktuellen Stand des Wissens
d) Auswertung der Nachweise mit erforderlicher Anpassung der Maßnahmen
e) Information Hausarzt
f) Dem Pflegebedürftigen ist Beratung angeboten worden, um ihn zu befähigen, Schmerzen einzuschätzen, mitzuteilen und zu beeinflussen

Das Deutsche Netzwerk für Qualitätsentwicklung in der Pflege empfiehlt für die Erhebung des Schmerzmanagements die nachfolgenden Skalen:

- Numerische Rating Skala (NRS; 0–10)

Als Ziel der Bemühungen eines angemessenen Schmerzmanagements ist Schmerzfreiheit oder der Cut-Off-Punkt auf 3/10 festgelegt worden. Grundsätzlich ist aber das Selbstbestimmungsrecht des Pflegebedürftigen zu berücksichtigen und das Therapieziel gemeinsam zu vereinbaren.

- Face-Pain-Scale

Bei der Face-Pain-Scale wird mit Smileys gearbeitet. Sie findet Anwendung bei Personen mit kognitiven Einschränkungen oder bei Kindern.

Things to do:

Sie haben keine Zeit für aufwendige Recherche? Die Fachzeitschriften stapeln sich bereits wieder ungelesen seit einigen Monaten? Wie soll man sich da auf dem neuesten Stand der pflegewissenschaftlichen Erkenntnisse halten?

- Der Dokumentationsexperte empfiehlt: »*Nutzen Sie das Internet. Folgende Homepages liefern Ihnen kurz und bündig alle wesentlichen Informationen für Ihre tägliche Arbeit*«.
  - www.vincentz.net
  - www.mdk.de
  - www.mds-ev.org
  - www.nestle.de
- Der Dokumentationsexperte empfiehlt: »*Lassen Sie sich Newsletter z. B. von oben genannten Anbietern via E-Mail zuschicken. So erfahren Sie zumeist schon vor der Versendung von Fachzeitschriften alle Neuigkeiten*«.
- Der Dokumentationsexperte empfiehlt: »*Sollten Sie etwas mehr Zeit erübrigen können, sind ggf. kleinformatige Pflege-Management-Taschenbücher eine gute Wahl. So erfahren Sie knapp und detailliert alles Wesentliche zu einem bestimmten Themen*«.

Quick-Check

- Was bedeutet Assessment?
- Welche Assessmentverfahren kennen Sie?
- Was bedeutet PDCA?
- Wann kann der PDCA-Zyklus angewandt werden?
- Welche nationalen Expertenstandards sind bereits veröffentlicht?
- Was darf der MDK seit neuestem mitprüfen?

Kapitel 5: Goldene Regeln zur professionellen Führung einer Pflegedokumentation

Die Pflegedokumentation spielt in der Qualitätssicherung eine entscheidende Rolle. Sie zu führen kann nur gelingen, wenn alle Pflegenden die gleichen Basiskenntnisse besitzen. Die Bereitschaft zur ständigen Weiterentwicklung und Verbesserung ist eine von mehreren, erforderlichen Grundsätzen für eine gut funktionierende Pflegedokumentation.

Reminder!

10 goldene Regeln – oder das professionelle Führen einer Pflegedokumentation

1. Alle Mitarbeiter müssen den gleichen Kenntnisstand haben.
2. Regelmäßige Schulungen sind obligatorisch.
3. Arbeitshilfen müssen zur Verfügung stehen.
4. Pflegedokumentation orientiert sich stets am Pflegeprozess.
5. Ein geregeltes Verfahren zur Pflegedokumentation erleichtert die Umsetzung.
6. Eine ausufernde Pflegedokumentation muss vermieden werden.
7. Regelmäßige Schwachstellenanalysen dienen der Verbesserung.
8. Eine umfassende Datenerhebung ist die Basis gut funktionierender Pflegeprozessarbeit.
9. Reden ist gut – schreiben ist besser.
10. Das schlechte Abschneiden bei Qualitätsprüfungen kann als Chance zur Verbesserung betrachtet werden.

1. Regel: Alle Mitarbeiter müssen den gleichen Kenntnisstand haben

Die Pflegedokumentation ist das wichtigste Kommunikationsmedium und Planungshilfsmittel der Pflegekräfte. Sie ist das einzige Instrument, das konkret die ausgeführten Leistungen und die einzelnen Fortschritte von Pflegebedürftigen belegt. Bedingt durch die gesetzlichen Bestimmungen zur Führung einer Pflegedokumentation müssen alle Mitarbeiter auf den gleichen Kenntnisstand zur Ausübung ihrer Tätigkeit gebracht werden. Wenn nicht vermittelt wird, warum Informationen und Aufzeichnungen rückverfolgbar sein müssen, werden Lücken im System auftreten, die wirtschaftliche und haftungsrechtliche Folgen haben können.

2. Regel: Regelmäßige Schulungen sind obligatorisch

Eine einmalige Fortbildung zur Pflegeprozessarbeit und der daraus resultierenden Handhabung einer korrekten Pflegedokumentation reicht erfahrungsgemäß nicht aus. Schulungsbedarf besteht fast immer bei folgenden Fragen: Was genau ist ein Pflegeprozess? Wie wendet man die Risikoerfassungsskalen an? Wie schreibt man heutzutage eine Pflegeplanung? Was genau gehört in den Pflegebericht? Wozu braucht man Pflegediagnosen?

Das hierzu notwendige Wissen lässt sich in zwei bis drei Stunden nicht einmal ansatzweise vermitteln. Hinzu kommen fast halbjährlich neue Erkenntnisse, die weitere Schulungen notwendig machen. Nur durch die kontinuierliche Vermittlung von Kerninformationen und eine entsprechende Anleitung erhalten die Mitarbeiter die nötige Sicherheit im Umgang mit dem nonverbalen Kommunikationsinstrument Pflegedokumentation.

3. Regel: Arbeitshilfen müssen zur Verfügung stehen
Sicheres Dokumentieren ist nicht möglich ohne entsprechende Arbeitsmittel. Die Einrichtungen der Altenhilfe haben ein umfangreiches Equipment zur qualifizierten Verschriftlichung von Verrichtungen zur Verfügung zu stellen. Dazu gehört ein logisch aufgebautes Dokumentationssystem ebenso wie die Bereitstellung von Pflegestandards. Beides dient der vereinfachten Darstellung pflegerischer Tätigkeiten. Eine Musterpflegedokumentation sorgt für die nötige Sicherheit zur Erstellung und Führung einer Patienten-Dokumentationsmappe. Aktuelle Fachliteratur hilft, sich stets über aktuelle (pflege)relevante Themen zu informieren.

4. Regel: Pflegedokumentation orientiert sich stets am Pflegeprozess
Pflege ist ein dynamischer Prozess und bedarf einer ständigen Erhebung von Daten. Diese Informationen müssen gebündelt und mit System dokumentiert werden. Um den Pflegeprozess transparent zu machen, bedient man sich einer Reihe von Dokumentationsformularen, die den IST-Zustand eines Patienten/Bewohners widerspiegeln. Die permanente Dokumentation der Pflegeeinschätzung, Problembeschreibung, Zielsetzung, Pflegeumsetzung und die regelmäßige Evaluation sorgen für das erfolgreiche Zusammenspiel von Pflegeprozessarbeit und Pflegedokumentation.

5. Regel: Ein geregeltes Verfahren zur Pflegedokumentation erleichtert die Umsetzung
Im Prinzip weiß niemand so genau, in welchem Zeitraum eine Erst-Pflegeanamnese erhoben werden muss und wann Folgeanamnesen ermittelt werden müssen. Welche Regelung gilt für die Erstellung einer Pflegeplanung, und wie dokumentiert man mündliche Anordnungen korrekt?

Im Rahmen der indirekten Pflege könnte hier zum Beispiel ein Strukturstandard zur Pflegedokumentation Abhilfe schaffen. Dieser enthält alle Regelungen im Hinblick auf die Grundsätze und Anwendung einer Pflegedokumentation. Ein Dokumentationsstandard erklärt die Handhabung der einzelnen Formulare und macht auf die wesentlichen internen Vorgaben aufmerksam. Auf diese Art und Weise erfährt jeder Mitarbeiter eine schnelle und übersichtliche Einarbeitung in das umfangreiche, schriftliche Kommunikationsmittel.

6. Regel: Eine ausufernde Pflegedokumentation muss vermieden werden

Nicht jedes ATL-Kriterium oder AEDL-Kriterium muss in der Pflegeplanung erfasst werden, wenn es kein entsprechendes Problem dazu gibt. Eine Wundbeschreibung muss nicht im Wundmanagementdokument und im Pflegebericht dokumentiert werden. Es gilt, überflüssige Dokumentation zu vermeiden und nur die Formblätter einzubeziehen, die auch der pflegerischen Versorgung dienlich sind.

7. Regel: Regelmäßige Schwachstellenanalysen dienen der Verbesserung

Durch die kontinuierliche Überprüfung der Pflegedokumentation anhand einer Checkliste lassen sich Defizite leicht entdecken und gezielt in Schulungen einbetten.

8. Regel: Eine umfassende Datenerhebung ist die Basis gut funktionierender Pflegeprozessarbeit

Natürlich soll nicht der »gläserne Patient« dargestellt werden, und deshalb werden auch nicht pauschal alle Informationen erfasst. Bei einem Patienten mit reiner Behandlungspflege fällt das Assessment sicher deutlich geringer aus als bei einem Pflegebedürftigen der Pflegestufe 2. Es kann also nur durch eine gezielte Datenerhebung eine exakte und qualifizierte Pflege angestrebt werden. Der Umfang richtet sich nach:

- dem Erkrankungsbild,
- der Pflegebedürftigkeit,
- den Ressourcen,
- den zu erwartenden Risikofaktoren,
- dem sozialen Umfeld.

9. Regel: Reden ist gut – schreiben ist besser

Es ist viel einfacher, direkt miteinander zu kommunizieren. Es geht natürlich auch bedeutend schneller, und zumeist fließen noch mehr Informationen – nur, was nicht schriftlich dokumentiert ist, hat juristisch auch keinen Bestand. Oft werden mündliche Absprachen getroffen, Entscheidungen gefällt oder Leistungen verändert. Die Faustregel: »Nur was schriftlich dokumentiert ist, gilt auch als tatsächlich erbrachte Leistung«, sollten Sie unbedingt berücksichtigen.

10. Regel: Das schlechte Abschneiden bei Qualitätsprüfungen kann als Chance der Verbesserung betrachtet werden

Schlechte Resultate und Ergebnisse haben auch immer einen Vorteil: Sie dienen der permanenten Verbesserung und Weiterentwicklung von (Pflege)Qualität. Also kein Grund zu verzweifeln. Davon kann man letztendlich nur profitieren und es besser machen. In den Prüfberichten werden bereits sehr konkrete Angaben zu den Entwicklungspotenzialen Ihrer Einrichtung gemacht. Sie müssen nur bereit sein, Dinge auch verändern zu wollen.

Kapitel 6: Fazit

Voraussetzungen

Um die Pflegedokumentation erfolgreich gestalten und führen zu können, bedarf es einiger wesentlicher Voraussetzungen:

- Führungskräfte und Pflegepersonal müssen gleichermaßen an einer professionellen Umsetzung des Pflegeprozesses interessiert sein.
- Die Bereitschaft, Verantwortung zu übernehmen muss gegeben sein.
- Der Wille, immer wieder etwas Neues zu lernen, muss vorhanden sein.
- Kontrolle darf nicht als etwas Negatives verstanden werden, sondern als ein hilfreiches Medium zur Qualitätsverbesserung.
- Es müssen genügend zeitliche Ressourcen für das professionelle Führen einer Pflegedokumentation bereitgestellt werden.

Forderungen

Die Rahmenbedingungen zur Etablierung eines praxisorientierten Dokumentationsverfahrens ergeben sich bereits aus den gesetzlichen Bestimmungen: Im SGB XI, SGB V, PQSG ebenso wie in den Heimverträgen und Rahmenverträgen für ambulante Pflegedienste, letztendlich aber auch in den Empfehlungen und Qualitätsprüfungs-Richtlinien von MDS und MDK. Dort erhalten Sie wesentliche Hinweise und Anleitungen zum qualifizierten Umgang mit dem Kommunikationsmedium Pflegedokumentation.

Erwartungen

Der Pflegeprozess selbst bildet die Basis für pflegefachliche Kompetenz innerhalb der Dokumentationsarbeit. Um ihn belegen zu können, bedarf es inzwischen einer enormen Anzahl an Formularen, und jedes muss gekonnt und situationsgerecht angewandt werden.

Umsetzung

Die Pflegedokumentation ist das tägliche Handwerkszeug einer jeden Pflege(fach)kraft. Worauf muss generell geachtet werden?

Innerhalb des Pflegeprozesses:

- Die Informationssammlung erfolgt nicht nur bei Aufnahme, sondern auch bei relevanten Veränderungen.
- Zur Informationssammlung gesellen sich einige Assessmentverfahren.
- Das Pflegemodell kann frei gewählt werden.
- Die Problembeschreibung und Ressourcenbenennung sollte unter Anwendung der Pflegediagnosen und PESR erfolgen.
- Pflegeprobleme sollten entsprechend ihrer Priorität aufgeführt werden.
- Pflegeziele sollten nach der SMART-Regel formuliert werden.
- Pflegemaßnahmen werden anhand der »W-Fragen« festgelegt.
- Evaluation erfolgt regelmäßig, in den von der Einrichtung festgelegten zeitlichen Intervallen.
- Die Erschwernisfaktoren sollten unbedingt in die Pflegeplanung aufgenommen werden.

Innerhalb der Pflegedokumentation:

- Bei der reinen Behandlungspflege bedarf es keiner Erhebung der Biographie.

- Eintragungen in den Pflegebericht müssen, sofern keine Besonderheiten vorliegen, nicht mehr nach jedem Einsatz erfolgen.
- Bei einem Folgeassessment muss das Stammblatt nicht wieder komplett neu ausgefüllt werden.
- Die Einbindung der Nationalen Expertenstandards wird bei Qualitätsprüfungen durch den MDK hinterfragt.
- Das Zusammenspiel zwischen Pflegeplanung und Pflegebericht wird nicht deutlich genug hervorgehoben.

Innerhalb des Formularwesens:

- Mikrolagerungen und Fingertest müssen erfasst werden.
- Der BMI wird jetzt regelmäßig ermittelt.
- Risikoerhebungsskalen zu Themen wie: Sturz, Dekubitus, Ernährung müssen im Bedarfsfall angewandt werden.
- Bei telefonischen Anordnungen erfolgt ein Eintrag mit »VuG« im ärztlichen Verordnungsblatt.
- Das Abschließen der Wohnungstür oder die
- Anwendung eines Bettgitters gehören gegebenenfalls zu den freiheitsentziehenden Maßnahmen.

Diese kurze Zusammenfassung verdeutlicht, dass sich das fachliche Grundlagenwissen in der Pflege ständig verändert und stetig neue Anforderungen an uns gestellt werden, sei es im Bereich der Terminologie oder in der Anwendung neuester Ergebnisse aus der Pflegeforschung. Das erfordert eine permanente Schulung aller in der Pflege involvierten Personen. Hier ist die Managementebene ebenso gefordert wie die Mitarbeiter an der Basis. Fortbildungen sollten in der Kranken- und Altenpflege zum normalen Alltagsgeschehen gehören und entsprechende zeitliche und finanzielle Mittel kalkuliert werden.

Ishikawa Das Ishikawa- oder auch Ursachen-Wirkungs-Diagramm bzw. Fischgrätendiagramm ist eine einfache Methode zur Problemanalyse. Jedes Problem hat eine Ursache, und mit der Unterteilung in Haupt- und Nebenursachen lassen sich die Ursachen (Einflüsse), die zu einer bestimmten Wirkung (Problem) führen, übersichtlich darstellen.

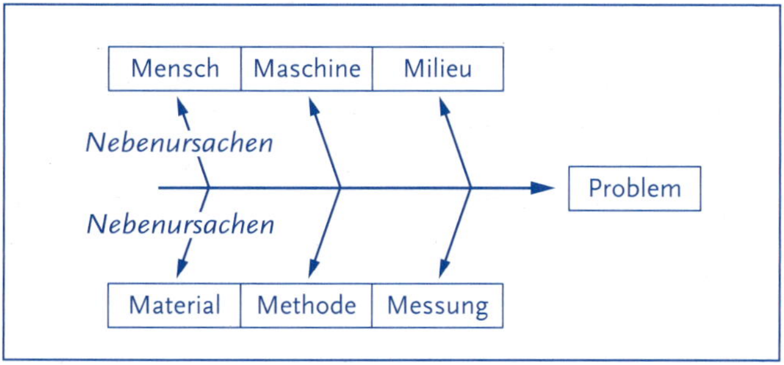

ISO steht für die Abkürzung: »International Standardisation Organization« (Internationale Vereinigung der Standardisierungsgremien). Sie wurde bereits 1946 gegründet und hat ihren Sitz in Genf. Ihre Aufgabe besteht in der Entwicklung von internationalen Standards. Die DIN EN ISO 9001:2000 ist ein Qualitätsmanagementsystem, welches mit einer Zertifizierung abschließt.

KDA = Kuratorium Deutsche Altershilfe Das KDA entwickelt seit mehr als 40 Jahren Konzepte und Strategien für die Altenhilfe. Zu den vorrangigen Aufgaben gehören:

- Öffentlichkeitsarbeit für die Belange älterer Menschen,
- Unterstützung für die Arbeit mit pflegebedürftigen Menschen,
- Pflegeforschung für eine verbesserte Altenhilfe,
- Wohnkonzeptentwicklung für Pflegeeinrichtungen und ältere Menschen,
- Entwicklung von Qualitätsstandards für eine »bessere Altenhilfe«.

PAS (Pflegeabhängigkeitsskala) PAS ist ein zuverlässiges Assessmentinstrument, das in den Niederlanden entwickelt und ursprünglich bei demenziell und geistig beeinträchtigten Menschen eingesetzt wurde. Die Pflegeabhängigkeitsskala dient ebenfalls der Einschätzung der Pflegebedürftigkeit eines Patienten/Bewohners. In 15 Bereichen, wie z. B. Kommunikation, Alltagsaktivitäten, Vermeidung von Gefahren usw., wird eine Beurteilung von völlig unselbstständig bis völlig abhängig vorgenommen.

Qualitätszirkel ist ein innerbetrieblicher Arbeitskreis, der es sich zur Aufgabe gemacht hat, Probleme einer Einrichtung aufzugreifen und zu lösen sowie die Qualität des Unternehmens voranzutreiben. Es können mehrere Qualitätszirkel mit unterschiedlichen Mitarbeitern zu verschiedenen Themen durchgeführt werden. Sie dienen der Reduzierung oder Vermeidung von Fehlern, der Verbesserung der Arbeitsbedingungen, der Steigerung der Qualität u.v.m.

RAI (Resident Assessment Instrument) Beim RAI handelt es sich um ein wissenschaftliches Instrument der Datensammlung, welches sehr komplex ist und auf den ersten Blick etwas kompliziert aussieht. Dieses umfangreiche Arbeitsinstrument dient als Leitfaden für die Beurteilung der Pflegebedürftigen. Alle sechs Monate erfolgt ein erneutes Assessment. Ermittelt werden schwerpunktmäßig Angaben zur Kommunikation und Denkfähigkeit, zur psychischen Verfassung, zu Diagnosen, speziellen Behandlungen usw. Insgesamt sorgen 250 Items (Fragen) in 18 Bereichen für eine fundierte Grundlage zur Erstellung einer Pflegeplanung und eine nahtlose Implementierung in den Pflegeprozess.

Literaturverzeichnis

Böhme, H. (2000). *Standards sind vorweggenommene Sachverständigengutachten.* In: Pro Alter 3/2000, S. 55 f.

Doenges, M., Moorhouse, M. F. (1997). *Pflegediagnosen und Maßnahmen.* 2. Aufl. Bern: Huber

Ehmann, M., Völkl, I. (2004): *Pflegediagnosen in der Altenpflege,* 2. Aufl. München: Elsevier

Medizinischer Dienst der Krankenkassen, Hrsg. (2005). *MDK-Anleitung zur Prüfung der Qualität nach §§ 112, 114 SGB XI in der ambulanten Pflege*

Medizinischer Dienst der Krankenkassen, Hrsg. (2005). *MDK-Anleitung zur Prüfung der Qualität nach §§ 112, 114 SGB XI in der stationären Pflege*

Medizinischer Dienst der Spitzenverbände der Krankenkassen e. V., Hrsg. (2003). *Grundsatzstellungnahme. Ernährung und Flüssigkeitsversorgung älterer Menschen*

Medizinischer Dienst der Spitzenverbände der Krankenkassen e. V., Hrsg. (2005). *Grundsatzstellungnahme Pflegeprozess und Pflegedokumentation*

Medizinischer Dienst der Spitzenverbände der Pflegekassen *zur Begutachtung von Pflegebedürftigkeit nach dem XI. Buch des Sozialgesetzbuches (Begutachtungs-Richtlinien-BRi) vom 21.3.1997 in der Fassung vom 22.8.2001*

Schäffler, A., Menche, N., Bazlen, U. & Kommerell, T. (1998). *Pflege heute, S.* 1346. München: Fischer

Internet:

www.dekubitus.de zum Thema: Lagerungen

www.medizinauskunft.de zum Thema: Kaffee

www.pflegewiki.de zur Definition Pflegeprozess (Seel 1997, April 2006)